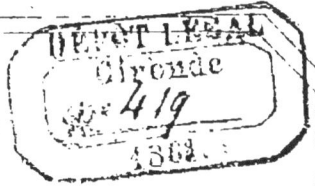

ÉTUDE

SUR LES

MALADIES ÉPIDÉMIQUES

LECTURES

FAITES A L'ACADÉMIE IMPÉRIALE DES SCIENCES, BELLES-LETTRES ET ARTS DE BORDEAUX

avec une réponse aux *Quelques Réflexions*

SUR LE

MÉMOIRE DE L'ANGINE ÉPIDÉMIQUE

PAR

LE DOCTEUR L. MARCHANT,

Membre de l'Académie, de la Société Homœopathique de France, de la Société Hahnemannienne
de Madrid, etc., etc

SECONDE ÉDITION,
corrigée et augmentée.

PARIS

J.-B. BAILLIÈRE ET FILS,

LIBRAIRES DE L'ACADÉMIE IMPÉRIALE DE MÉDECINE,
rue Hautefeuille, 19

1861.

ÉTUDE

SUR LES

MALADIES ÉPIDÉMIQUES.

TRAVAUX DU MÊME AUTEUR.

Recherches sur l'action thérapeutique des eaux minérales, avec une carte thermale des Pyrénées. Paris, 1832, in-8º... 8 fr.

Esquisse sur l'étude et les causes des grandes épidémies. Paris, 1836, in-8º.... ...., 2 fr.

De Bagnères-de-Bigorre et de ses eaux thermales. Bordeaux, 1839, in-8º .... 1 fr. 50.

Sur la pâleur et la largeur de la langue comme signe pathognomonique de l'intermittence fébrile et de son importance thérapeutique. Bordeaux, 1841, in-8º.............. 2 fr. 50.

Esquisse historique d'une épidémie de fièvres intermittentes. Bordeaux, 1844, in-8º............................ 1 fr. 50.,

Rapport général des travaux du Conseil de salubrité du département de la Gironde. Bordeaux, 1833-1843, 7 parties in-8º... 10 fr.

Documents pour servir à l'étude de la Pellagre des Landes, recueillis par les soins du Conseil central de salubrité de la Gironde, publié sous les auspices du Ministre de l'agriculture et du commerce, par le Dr L. MARCHANT, médecin des épidémies, et secrétaire général du Conseil de salubrité de la Gironde. Bordeaux, 1847, grand in-8º, de 220 pages avec 5 planches ... 7 fr.

Médecine homœopathique domestique. *Quatrième édition* française, traduite sur la sixième édition américaine, récemment publiée par l'auteur lui-même; revue, corrigée et augmentée d'un grand nombre d'additions tirées de la onzième édition allemande, et précédée d'indications générales d'hygiène et de prophylaxie des maladies héréditaires. Paris, 1860, in-12, cxx, 576 pages... 6 fr.

ÉTUDE

SUR LES

MALADIES ÉPIDÉMIQUES

LECTURES

FAITES A L'ACADÉMIE IMPÉRIALE DES SCIENCES, BELLES-LETTRES ET ARTS DE BORDEAUX

avec une réponse aux *Quelques Réflexions*

SUR LE

MÉMOIRE DE L'ANGINE ÉPIDÉMIQUE

PAR

LE DOCTEUR L. MARCHANT,

Membre de l'Académie, de la Société Homœopathique de France, de la Société Hahnemannienne
de Madrid, etc., etc.

SECONDE ÉDITION,
corrigée et augmentée.

PARIS

J.-B. BAILLIÈRE et FILS,

LIBRAIRES DE L'ACADÉMIE IMPÉRIALE DE MÉDECINE,
rue Hautefeuille, 19.

1861.

A QUEL PROPOS CETTE PUBLICATION?

Une étude sur les maladies épidémiques!...

La comète que nous voyons briller auprès de la grande ourse, nous annonce-t-elle quelque mauvais présage? Circule-t-il dans l'air des éléments morbifiques qui fassent craindre une grande épidémie? Sommes-nous menacés au mois de juillet 1861, pour la troisième fois, de la visite funèbre du choléra? L'angine dans toutes ses formes, à peine disparue, voudrait-elle encore nous envahir? Mais non; la santé publique et privée, grâce à Dieu, laisse peu de choses à désirer. L'atmosphère, après quelques jours de tourmente à l'occasion du solstice d'été, est calme et sereine; la température n'est pas encore d'une chaleur caniculaire trop prononcée. A cet égard, tout fait donc espérer que nous n'avons rien à redouter des intempéries atmosphériques.

Les gouvernements sages et prévoyants ne doivent jamais s'endormir dans une sécurité absolue, quand il s'agit de la santé publique. Les transactions commerciales qui s'opèrent avec l'univers entier, en favorisant les échanges et en augmentant ainsi les moyens de donner à la vie réelle des ressources nouvelles qui ajoutent au bien-être et à la sécurité de l'existence, ont souvent introduit dans divers ports des germes de maladies contagieuses, qui sont devenus par la suite des foyers d'infection. La fièvre jaune, au commencement de ce siècle, la peste d'Orient dans des siècles antérieurs, ont été importées par le commerce au sein des populations européennes, et les ont décimées. — Serait-il question, comme on l'a dit récemment quelque part, de rétablir les quarantaines, et de redonner aux lazarets la vigueur de leurs règlements tombés en désuétude; d'imposer au choléra, s'il menaçait de nouveau nos frontières, les cordons sanitaires, qu'il sut enjamber en temps et lieux au mépris de toutes les consignes? — Dans ces circonstances, les gouvernements des États seraient-ils en mesure aujourd'hui de prendre en considération les données de prophylaxie fournies par l'homœopathie, au sujet des voies et moyens indiqués par les épidémistes hahnemanniens, ou resteraient-ils comme par le passé dans des errements qui n'eurent et ne purent donner aucun résultat, même celui de calmer les terreurs des populations menacées du fléau pathologique?

Est-ce donc à ce propos qu'a lieu aujourd'hui cette publication? Non; pas plus par ce dernier motif que par le premier.

Il s'agit d'une querelle déjà ancienne, qui fut suscitée dans le temps à l'homœopathie, et qui s'est renouvelée sans cesse depuis le *Congrès* homœopathique tenu à Bordeaux en 1854, Congrès qui, pour le dire en passant, ne manqua pas d'un certain éclat et eut une si heureuse influence sur l'opinion publique. Cette querelle, c'est toujours le passé qui en veut au présent; comme si le présent ne dérivait pas directement du passé, ou qu'il n'en fût que le fils bâtard. Dans la situation, en effet, la nature est intervertie dans ses attributs : les enfants croient à leur légitimité d'origine; les parents la nient. Voilà pourquoi l'homœopathie est, selon l'école traditionnelle, une fille perdue.

Selon l'école traditionnelle, cette doctrine serait sans antécédents; elle serait née *ex abrupto* dans le cerveau d'un homme de génie, mais née à l'état de monstruosité pure. — Voilà ce que croit cette célèbre école; elle soutient son dire, et affirme qu'elle a ses raisons à l'appui de ses prétentions. Les amis de l'homœopathie soutiennent le contraire; ils apportent et leurs preuves, et leurs observations, et leur expérience. Ils disent qu'ils sont dans le progrès et qu'ils ne font que le continuer en développant et en appliquant la loi des semblables, leur boussole dans la voie nouvelle. — Le procès actuel est là; et en voici dans ce petit volume les principaux documents. Pour le libelle qui a provoqué cette publication, nous n'avons pas jugé convenable de le faire figurer ici; son caractère peu sérieux et très-peu scientifique l'en excluait naturellement. On peut du reste le consulter dans le *Recueil des Actes de l'Académie impériale,* au sein de laquelle a été débattue, fort vivement, une question sur laquelle il était impossible de s'accorder.

Tel est donc le véritable motif de cette publication, intempestive quant au point de vue de l'hygiène publique, mais toujours opportune lorsqu'il s'agit de faire prévaloir la vérité dans la science, même au risque de donner lieu à un peu de scandale ; car, comme le dit saint Grégoire-de-Naziance, le triomphe de la vérité ne s'achète souvent qu'à ce prix : *Meliùs est ut scandalum oriatur, quàm ut veritas taceatur.*

L'homœopathie a eu donc ses bons et mauvais jours au sein de l'Académie impériale des Sciences, Belles-Lettres et Arts de Bordeaux. Elle y a rencontré une opposition passionnée, aveugle et sans merci ; mais heureusement elle y a trouvé aussi des esprits éclairés, fermes et libres, qui ont pensé que, dans la recherche du vrai, le champ doit être affranchi de toute barrière, et que le passé ne peut avoir le privilége de barrer le chemin à l'avenir.

Exclue du *Recueil des Actes de l'Académie* en 1854, en vertu d'un vote louche dans lequel la voix prépondérante du président (c'était un médecin de la vieille école) fit seule majorité, l'homœopathie saisit en mars 1860 son droit, grâce au temps, ce grand justicier, qui dissipe les ténèbres et met tout à sa place.

La vérité, quelle qu'en soit la forme, le caractère et le mode d'utilité, est destinée à trouver sur son passage des obstacles qui ralentissent son progrès. Elle entre en lutte et s'expose même à la persécution, si dans son évolution pratique elle vient à contrarier les préjugés de l'empirisme scientifique, si surtout elle met en question des intérêts professionnels établis.

Répétons ce que tout le monde sait :

Ce ne fut qu'après cinquante ans de combats contre les tourbillons de Descartes que la vérité découverte par Newton fut acceptée par les savants, et qu'elle put être enseignée publiquement. Et cependant, dans ces débats qui se passaient entre quelques esprits d'élite, il ne s'agissait que d'une question purement scientifique, les intérêts intellectuels étant seuls en jeu, et il ne pouvait pas y en avoir d'autres. La position matérielle d'un grand nombre de personnes n'était point compromise par l'introduction dans la science de la loi de la gravitation universelle; que d'efforts néanmoins il fallut pour en assurer le triomphe!

Avant son établissement définitif dans le monde, l'idée chrétienne n'eut de si longues et de si dures persécutions à subir que parce que les prêtres payens voyaient se perdre, avec leurs dogmes, leurs priviléges et surtout les biens terrestres dont ils jouissaient. Attaqués dans leur existence même, ils résistèrent par tous les moyens dont ils disposaient. La loi de la dignité humaine devait enfin l'emporter.

L'homœopathie, dont personne à l'heure qu'il est ne peut nier l'existence ni la place importante qu'elle occupe et doit occuper parmi les hommes, est soumise aux mêmes épreuves. — Si elle était restée à l'état de simple théorie, les médecins l'auraient laissée passer sans y faire la moindre attention, sans en prendre le moindre souci : c'est par-là même qu'ils ont commencé dans l'origine ; mais le jour où elle s'est posée comme une des lois primordiales de la nature, le jour où elle a voulu réaliser ses espérances et ses principes, le jour où elle a prouvé par les faits pratiques qu'elle est sur la route de la vraie médecine, alors les docteurs de l'école allopathique, troublés dans leur état, se sont émus ; ils se sont mis à l'œuvre pour s'opposer à l'application d'une loi qui ébranle presque dans ses fondements une science surannée ; cette prétendue science qui se farde d'une logomachie sans cesse renouvelée, pour cacher, comme une vieille femme, ses rides et sa décrépitude. — Et sans l'encadrement universitaire qui en maintient les diverses parties, sans les coordonner toutefois ; sans l'autorité qui favorise et paye son enseignement, qui lui donne toutes les positions d'influence pour résister aux éléments de dissolution qui la minent, l'école officielle ne résisterait pas comme elle le fait à la marche toujours envahissante de l'homœopathie. Le jour où l'opinion publique sera assez puissante pour réclamer fructueusement en sa faveur, la médecine traditionnelle verra plus que jamais s'introduire parmi ses servants la même anarchie qui a existé de tous temps dans ses principes.

Si l'on en juge par les progrès qu'elle fait sans bruit et sans éclat, elle ne peut pas tarder d'arriver à un état complet d'émancipation. Ceux donc qui se sont voués à cette œuvre sainte doivent y travailler chacun selon la tàche particulière qu'il s'est donnée. Que leurs vœux ne se bornent pas seulement à une pure aspiration; ils seraient stériles s'ils ne s'étayaient sur des recherches et des études toujours constantes, toujours nouvelles. Ils doivent surtout s'attacher à lui donner le degré de précision et d'exactitude pratiques dont sont susceptibles les sciences naturelles appliquées, terme auquel il est si désirable d'arriver. Et cette émancipation sera acquise entièrement,lorsque l'Instruction Publique, plus éclairée, créera des chaires spéciales pour l'enseignement oral de la doctrine, le jour où les maisons hospitalières lui ouvriront leurs portes pour l'application clinique. Alors, la plus salutaire des révolutions sera accomplie.

On sera témoin dans ce moment, comme cela se passe dans toutes les révolutions, que ceux qui la veille déclamaient contre les folles idées d'un rêveur allemand, s'empresseront d'abjurer leurs erreurs passées. En France, rien ne résiste à une impulsion officielle; vienne donc cette impulsion, et elle entrainera tout. L'entrainement sera-t-il général... Sans doute il se trouvera encore quelques esprits qui ne le suivront pas. On verra ceux-là s'attacher plus que jamais à leurs croyances ébranlées, et cela avec une certaine fierté pour ce qu'ils savent, et avec une sorte de dédain pour ce qu'ils ne savent pas et ne veulent pas savoir. Ils se classeront d'eux-mêmes au rang de ces esprits irrémissibles, qui, esclaves du passé, ne comprennent pas l'avenir. Ils iront s'abimer dans la fatalité, semblables à ces tribus sauvages de l'Amérique du nord, qui, ne voulant pas se laisser dompter par la civilisation, préfèrent se réfugier dans leurs montagnes rocheuses, le terme de leurs espé-rances.

UNE ÉTUDE

SUR LES

MALADIES ÉPIDÉMIQUES.

––––––––

CONSIDÉRATIONS GÉNÉRALES

**sur la source des indications thérapeutiques et prophilactiques
des maladies épidémiques.**

––––––––

Par la nature de leur gravité, par la promptitude
de leur invasion et par le développement rapide des
phénomènes qui les constituent, les maladies épidémiques ont de tout temps fixé au plus haut point l'attention des médecins et des hommes d'État, car elles
étaient avant tout une calamité publique, à laquelle
il était urgent de remédier sans trève ni cesse. Elles
devaient être par conséquent le sujet d'études sérieu-
ses et multipliées, pendant et après leur terrible passage. Mais les recherches auxquelles on se livrait,
avec plus d'empressement que de calme d'esprit, sont
restées stériles; en effet, la science n'a pu encore ni
les prévenir, ni les guérir. Ces formidables fléaux,

poussés et conduits pour ainsi dire par une puissance invisible, glaçaient les esprits les plus fermes et les plus clairvoyants; on s'épuisait en vain dans la lutte, et, à bout de courage et de lumières, on se déclarait impuissant à pénétrer la nature d'un mal qui sévissait avec une sorte de fatalité, et contre lequel il n'y avait dès lors rien à opposer, soit comme thérapeutique, soit comme prophylaxie.

Ainsi, les travaux qui nous restent sur les épidémies des temps antérieurs aux nôtres sont, à part quelques observations de détail, sans valeur pratique et n'ont qu'une importance purement historique.

Cette insuffisance de la science est attribuable à plusieurs causes, et notamment à la suivante, qui me paraît capitale, et qu'il suffira d'énoncer pour qu'on en comprenne toute la portée :

L'apparition d'une épidémie, surtout de l'une de celles qu'on est convenu d'appeler grandes épidémies, était considérée avec juste raison comme un malheur général, puisque tous pouvaient être frappés. L'intérêt de toute une population est bien plus grand que celui qui s'attache à des individus isolément atteints çà et là de maladies sporadiques. — Dans une aussi grave circonstance, ce qu'il y avait de mieux à faire, et c'était la première pensée qui saisissait l'esprit, était de couper le mal dans sa racine, de s'en prendre naturellement à la *cause;* on pouvait espérer, en l'anéantissant dans ses effets, se débarrasser par là du souci d'avoir à traiter la maladie. Vains efforts! on faisait fausse route; on était dans les illusions, et les quelques précautions hygiéniques qu'on prenait, commandées par les circonstances, avaient une action trop restreinte pour pouvoir s'opposer à la propagation de l'épidémie. Ce fameux axiome : *sublatâ causâ, tollitur effectus,* qu'on invoquait toujours, devait rester ici inapplicable, comme dans tous les phénomènes dont la nature nous est cachée. Il serait certainement fort à désirer que nous pussions les pénétrer. Mais cela est-il possible? Non. Les choses que ne gouverne pas la main de l'homme sont toujours difficiles à conduire.

Or, quand il s'agit de l'organisme humain, où se passent des actes si mystérieux, il faut se résigner à ne pas savoir. Toutefois, nous n'ignorons pas que dès qu'une cause nocive a touché à la force vitale, il s'y détermine instantanément des phénomènes si prompts et si imprévus, que le désaccord se met tout aussitôt dans les activités fonctionnelles, et ce désaccord, après une sorte d'incubation, ne tarde pas à se manifester à nous par l'apparition successive des symptômes d'une maladie quelconque.—Nous n'y pouvons plus rien; le mal est fait, il n'y a plus à le prévenir. Tâchons de le guérir, et, à cet effet, trouvons, si cela se peut, une voie rationnelle. Or, comme il est un fait acquis pour tous que la *cause* des grandes et des petites épidémies est inconnue dans sa nature et dans sa réalité, quoique irrécusable dans ses effets, il faut renoncer à la faire servir à leur traitement; en d'autres termes, nous devons reconnaître qu'il n'existe aucun moyen de lier utilement les symptômes à la

cause dont ils dépendent et dont on puisse faire une
source d'indication; il y a à chercher ailleurs cette
vraie source de leur thérapeutique. L'histoire est là
pour nous démontrer qu'il y a en effet autre chose à
faire.

Ceux qui ont lu les épidémistes et médité sur leurs
livres, savent seuls quel temps précieux on a perdu à
cet égard, en recherches vaines, en discussions stériles sur la nature et l'essentialité des maladies populaires. On n'ignore pas qu'au sujet de la peste de Mar-
seille, il s'éleva des dissensions qui n'eurent pas de
fin. Et de nos jours, que d'écrits n'a-t-on pas fait sur
la fièvre jaune et sur le choléra-morbus, et toujours
en vue de trouver le *quid divinum*, cette raison intime et mystérieuse de leur causalité et de leur existence même? Pendant qu'on s'évertuait à trouver *une*
indication thérapeutique dans l'inconnu et dans les
hypothèses étiologiques sur lesquelles on bâtissait un
traitement toujours infécond, le mal poursuivait ses
ravages et décimait les populations, malgré et aussi
à cause des médications hasardées et empiriques
qu'on mettait en usage, et malgré toutes les mesures
de salubrité publique que l'on prenait. Il est évident
encore une fois que dans l'ignorance absolue où l'on
était de la véritable cause des épidémies, il n'y avait
pas et ne pouvait y avoir à songer à asseoir la base
d'indications rationnelles d'une thérapeutique efficace.

Passons outre; mais avant, faisons une dernière ré-
flexion au sujet de la cause, et ne disons pas qu'elle

ne doive jamais être prise en considération. Il serait
trop absolu de prétendre qu'elle est tout à fait stérile.

Lorsque la cause d'une maladie est connue, elle
est appréciable dans ses effets; l'on peut dès-lors y
puiser des données favorables à un traitement fondé
en raison, puisqu'on peut en suivre les phénomènes
qui en découlent naturellement; et comme ils se succèdent dans un ordre régulier, ainsi que cela se voit
et se passe dans l'expérience pure des médicaments,
on peut, à coup sûr, les faire remonter à leur cause
originelle. Ainsi, les maladies engendrées par l'abus
de choses de l'hygiène et surtout par l'abus de médicaments, se manifestent par des symptômes qui ont
une certaine similitude avec les effets pathogénétiques inhérents à la cause elle-même. Cette observation que l'on fait, on la constate journellement dans
l'usage immodéré de boissons alcooliques ou excitan-
tes, dans l'usage d'aliments trop stimulants et trop
abondants ou tout à fait insuffisants; on la constate
dans les énormes doses de médicaments administrés
par la main mal inspirée de la médecine officielle. Cette
pratique donne effectivement lieu à des affections qu'on
peut toujours rattacher à leur origine, et leur opposer
dès ce moment des agents thérapeutiques appropriés
non-seulement aux symptômes qu'ils produisent, mais
principalement à la cause toute spécifique qui les ca-
ractérise. La cause peut donc ici, comme dans quelques autres cas, servir la thérapeutique.

Mais dans les maladies aiguës, mais dans les maladies épidémiques surtout, il faut chercher ailleurs

la base de cette thérapeutique rationnelle qui doit conduire au but suprême où tendent les efforts de la science : la guérison et la préservation.

Les *symptômes* des maladies à marche rapide, dans leur tumultueuse explosion, doivent fournir seuls cette indication sûre d'un traitement efficace. Et si la loi des semblables n'est pas une chimère, si l'expérimentation physiologique des médicaments fait connaître leurs effets purs, si ces effets purs couvrent correctement une forme morbide dans ses symptômes caractéristiques, on comprend de suite la nécessité de reconnaître le nombre et la valeur des symptômes, afin de pouvoir se déterminer avec précision dans le choix des remèdes les plus appropriés, les plus homœopathiques. L'expérience clinique et l'observation ont déjà prononcé à cet égard dans les maladies aiguës et les épidémies. Or, l'état aigu, on le sait, est le caractère propre et constant des affections épidémiques; on s'explique naturellement la vivacité, l'incohérence et la turbulence de leurs symptômes; on peut se faire l'idée de la promptitude de leur transmission d'individu à individu si elles sont essentiellement contagieuses, et de leur transmission à travers l'espace si elles dépendent d'une cause miasmatique. Dans ce pêle-mêle, où prendre la cause? A quoi servirait-elle? Les symptômes seuls doivent être pris en considération sur l'heure; il n'y a que l'application de la loi de similitude qui soit en situation. Sans aller plus loin, disons ici que le miasme, pris abstractivement, est multiple et distinct dans ses effets pathogénétiques. Il détermine spécifiquement la rougeole, le scarlatine, la miliaire, la variole, la suette miliaire, le choléra-morbus, la peste, la fièvre jaune, etc. Mais quelles sont les conditions particulières étiologiques qui déterminent la caractéristique de chaque épidémie? Qui le sait?

Donc pour obtenir la guérison, pour s'opposer au développement du mal et à sa propagation, il nous faut des remèdes spécifiques, c'est-à-dire des remèdes qui dans leurs effets purs soient homœopathiques, non pas précisément au miasme épidémique, que nous ne connaissons pas, mais aux symptômes qui naissent de ce miasme; ces symptômes, nous pouvons parfaitement les connaître et les apprécier; ils constituent pour nous, dans leur ensemble, la forme morbide qui nous apparaît à l'état épidémique et qu'il faut combattre.

Il suit de là que la réalité des maladies populaires est pour le médecin plus dans l'existence et les symptômes qu'ailleurs, c'est-à-dire que dans la cause; on peut les énumérer, les peser dans leur degré d'importance; et du moment qu'on s'en fait une juste idée, il devient facile de les rapprocher et de les mettre en parallèle avec les effets purs des remèdes qui doivent convenir; c'est dans ce rapprochement que se trouve la base d'un traitement rationnel.

Dans les trois Mémoires qui suivent, j'ai essayé, à l'imitation de plusieurs médecins qui se recommandent dans la doctrine homœopathique par leurs lumières et leur expérience, j'ai essayé de réunir l'exemple au précepte. On y verra comment les conséquences pratiques qui en découlent sont confirmatives de notre thèse, et conformes à cette conclusion générale, à savoir : que *le remède qui guérit le mal est celui qui doit le prévenir.*

Quelle est la marche à suivre pour arriver à ce résultat? Nous venons de l'indiquer, et elle est tracée en ces mots par le D^r Bœningghausen dans l'extrait suivant : « Lorsque les fièvres intermittentes prennent un caractère épidémique, ce qui arrive souvent, on trouve alors, pendant une période plus ou moins longue, qu'un ou deux remèdes répondent particulièrement à l'état des malades, et procurent toujours une guérison rapide. On fera bien dans ce cas, comme POUR TOUTES LES MALADIES ÉPIDÉMIQUES, *de former un tableau général de la maladie, en rassemblant tous les symptômes qui apparaissent chez les diverses personnes atteintes de la maladie régnante;* ce qui, en procurant une quantité considérable de données (d'indications), facilite extrêmement le choix du remède convenable.

» Quand le tableau des symptômes qu'éprouve le malade atteint de fièvre intermittente est tracé avec exactitude, ce qu'il y a de mieux à faire alors est de rechercher les remèdes capables de produire une fièvre semblable. Le nombre de ces remèdes diminuera beaucoup par la comparaison qu'on aura à faire entre eux, et sera réduit à quelques-uns; ainsi

réduits, le choix n'en sera que plus facile à faire.
Cette comparaison doit servir, soit pour preuve de
la justesse du choix comme arrêté, soit pour le fixer
irrévocablement. Il n'y a aucun doute qu'en suivant
cette marche, ces préceptes, on ne désigne avec certitude, à très-peu d'exceptions près, les remèdes les
plus convenables et les plus efficaces pour le cas présent. »

Ce remède le plus *convenable pour le cas présent*
(soit une épidémie quelconque) est précisément celui
qui préserve, et il préserve parce qu'il guérit. Il guérit par une action spécifique, laquelle correspond nécessairement à une cause spécifique dont il couvre
les symptômes qui en proviennent.

La spécificité de la cause... il faut y revenir ; n'est-ce
pas déjà dire que chaque épidémie a son virus particulier, donnant lieu à ces diverses formes morbides,
connues sous le nom de petite vérole, de rougeole,
de grippe, de choléra, de fièvre jaune, etc.? Ces
virus spéciaux ne seraient-ils pas eux-mêmes, à part
toutefois les miasmes paludéens, un mode d'être, ou
une modification d'un virus, d'un miasme plus intime et en quelque sorte essentiel à notre organisme?
La *psore,* en un mot, ne serait-elle pas ce levain de
toutes nos affections, des maladies chroniques surtout? Et serait-il déraisonnable d'y voir le germe
des divers virus qui donnent à chaque épidémie son
caractère particulier? Dans cette supposition, pourquoi ne pas croire que cette psore peut se manifester sous des formes virulentes différentes, et cela

en raison des modifications étiologiques qu'elle subit, soit de la part des vicissitudes de l'atmosphère, soit de la part de l'infraction aux lois de l'hygiène, soit aussi de la part des tissus organiques qu'elle affecte ou sur lesquels elle se porte, selon des circonstances physiologiques anormales qu'il ne nous est pas donné d'apprécier? La force vitale est à cet égard si mystérieusement éprouvée par le choc du milieu dans lequel nous vivons, qu'il faut toujours renoncer à pénétrer son essence, ainsi qu'à rechercher les impressions cachées qui jettent la perturbation dans les actes de la sensibilité. Attachons-nous donc exclusivement aux phénomènes qui tombent sous nos sens (toujours les symptômes), que notre esprit peut juger et utiliser au profit de ce qui fait ici l'objet de nos études.

Sur cette donnée, nous admettons la réalité de deux ordres de virus distincts :

1° Un virus primitif, unique, la psore, qui est le levain de presque toutes les maladies;

2° Les virus secondaires; ils sont multiples, et naissent du premier, selon des voies qui nous sont inconnues, mais dont l'existence ne peut être mise en doute, et qui, nous l'avons dit, se produisent en temps épidémique, en prenant des formes morbides diverses, qui sont ou la miliaire, ou la rougeole, ou la coqueluche, ou la dyssenterie, etc.

Pour la préservation de ceux-ci, nous avons le médicament qui couvre la maladie dans tous ses périodes (son développement, son état, son déclin); et ce médicament est, à raison de son homœopathicité, le

remède curateur ; il est par conséquent aussi le remède prophylactique, puisqu'il peut arrêter le mal
dans ses prodromes en neutralisant le virus caractéristique de l'épidémie régnante.

Pour la psore, ce virus primitif, dont Hahnemann
a donné une si lumineuse et si féconde théorie, et que
nous savons en puissance d'engendrer toutes les maladies dans un état donné de l'organisme, nous avons
un moyen efficace d'empêcher son développement,
sa germination. Ce moyen est le *soufre*.

Comme transition à ce que nous avons à dire du
soufre, nous croyons bien faire que de placer ici ce
passage de Hahnemann, tiré de ses *Maladies chroniques :*

Il est utile « d'appeler l'attention sur un phénomène
remarquable, savoir : que les grandes maladies épidémiques, la variole, la rougeole, le pourpre, la fièvre
scarlatine, la coqueluche, la dyssenterie et autres es-
pèces de typhus, lorsqu'elles atteignent leur terme,
principalement sans avoir été soumises à un traitement homœopathique convenable, laissent l'organisme dans un tel état d'ébranlement et d'excitation,
que, chez beaucoup de ceux qui viennent d'en être
débarrassés, la *psore*, précédemment latente dans
l'intérieur du corps, s'éveille tout à coup et se pro-
nonce rapidement en exanthèmes analogues à l'érup-
tion psorique, ou en d'autres affections chroniques
qui, lorsqu'on ne les soumet pas à un traitement antipsorique rationnel, ne tardent point, l'organisme

étant encore épuisé, à acquérir un haut degré d'intensité. En pareil cas, quand le malade succombe, ce
qui arrive souvent, le médecin allopathiste ordinaire
dit qu'il est mort des *suites* de la coqueluche, de la
rougeole, etc. Mais ces *suites* ne sont autre chose que
la *psore* développée sous forme d'innombrables maladies chroniques, dont jusqu'à ce jour la cause fonda-
mentale a été ignorée, et qui, par conséquent, sont
demeurées incurables.

» Les fièvres épidémiques et sporadiques exigent
donc souvent, comme les maladies miasmatiques
aiguës, même lorsqu'on a trouvé et employé convenablement un spécifique homœopathique contre elles,
qu'on ait de suite recours à un traitement antispori-
que, parce que il m'est fréquemment arrivé de trouver le *soufre* fort utile, quand le malade n'avait pas
été peu de temps auparavant soumis à l'action d'un
remède dans la composition duquel entrât cette substance ; car, dans ce cas, il faudrait aller chercher
l'antipsorique parmi les autres médicaments appartenant à la classe. »

L'opinion du Dr C. Héring à l'égard de l'emploi du
soufre comme prophylactique dans la plupart des
maladies épidémiques est conforme à celle de son
illustre maître, Hahnemann. Un observateur aussi
consommé, aussi orthodoxe et aussi familier avec l'homœopathie que l'est le praticien de Philadelphie, doit
moins s'égarer qu'un autre, et ses assertions ne peuvent guère être mises en doute. C'est dans le choléra-
morbus surtout que le Dr Héring est péremptoire ;

il a introduit une révolution complète dans le traitement et le prophylaxie de cette terrible maladie.
Il s'exprime ainsi : « Le meilleur remède pour se
préserver du choléra est le *soufre*. Pour cela, il n'y
a qu'à répandre une demi-cuillerée à café de fleur de
soufre dans ses bas ou dans ses chaussettes, et aller
paisiblement à ses affaires. Cela suffit non-seulement
pour s'en préserver, mais même des autres épidémies ; pour tout régime, mangez du pain sec et dur,
et évitez les acides. De tous ceux qui ont ainsi fait,
pas un n'a pris le choléra, et sur des milliers de personnes qui ont suivi mes conseils, la majorité étaient
des journaliers qui travaillaient dans des terrains humides ; plusieurs même ne prenaient autre chose
qu'une petite ration d'eau-de-vie. Si, dès le principe,
il y a de la diarrhée, prenez le soufre, et cela suffit ;
prenez-le à l'instant, et répétez-le si c'est nécessaire.
Pour cela faire, mettez deux ou trois globules dans un
vase d'eau, et après chaque évacuation, prenez-en un
demi-verre. Si, au milieu de la nuit, vous êtes surpris par un cours de ventre, des vomissements, des
crampes dans les mollets ; si vous devenez froid, avec
bleuissement de la peau : du soufre, et gardez paisiblement le lit ; l'amélioration ne se fera pas attendre longtemps. Ce jour-là, il faudra s'en tenir à ne manger
que du pain blanc et dur ; et vous vous en trouverez
bien. Cette observation, je l'ai vérifiée en 1849, sur
plus de cinq cents personnes, sans compter celles sur
lesquelles je n'ai pris aucune note. Comme dans le
plus grand nombre, les malades commettaient des

imprudences ou des négligences, il devenait nécessaire d'aider la guérison par d'autres remèdes. Mais
personne ne mourut qui avait PRIS LE SOUFRE *au
début.* Si par inadvertance, quelqu'un avait pris le
soufre à une trop forte dose, il était facile d'y remédier
par l'olfaction du camphre. Dans les attaques brus-
ques et pendant l'invasion de la maladie, l'alcool camphré est très-efficace et a sauvé des milliers de personnes. »

Ainsi, les autorités les plus imposantes s'accordent
sur ce point, que le préservatif le plus puissant dans
les affections épidémiques en général, est le *soufre.*
Pourquoi ?

Si, d'une part, on examine et on énumère les *effets
purs* du soufre, dont le nombre s'élève à plusieurs
centaines (1,969 Hahnemann), et, d'autre part, si l'on
prend note de tous les phénomènes symptomatologi-
ques qui figurent au tableau des maladies épidémiques, on est frappé de leur similitude; et si l'on a
égard à la source primitive d'où découlent ces symptômes, on devra peu s'étonner que le remède qui
guérit la gale et tous les dérivés préexistants dans la
psore, soit homœopathique, dans des temps épidémiques, aux souffrances qu'il s'agit de guérir, et même
de prévenir. En admettant toujours que la psore est
le levain le plus actif des infirmités humaines, qu'elle
peut ainsi affecter toutes les formes morbides de la
nosologie entière, nous devons admettre aussi que
s'il existe un médicament propre à guérir la gale primitive, il faut l'adopter, puisqu'il peut tarir dans sa

source le germe de nos maladies. Si la psore a, en effet, une puissance polychreste telle qu'elle puisse dé-
velopper le plus grand nombre des symptômes de nos
affections, opposons-lui donc, puisque nous l'avons,
l'agent curateur polychreste par excellence, le *soufre*.

Ce que la doctrine homœopathique enseigne aujourd'hui avec la logique des faits et de l'expérience
mille fois contrôlée, la médecine traditionnelle le
pratiquait sans méthode et sans parti pris. Sa clinique empirique dominait les esprits, et le soufre tel
qu'il est combiné dans les eaux thermales, était le
remède par excellence des maladies chroniques. —
Encore un mot : mes convictions sont telles à cet
égard, que je n'hésite pas à reproduire la même idée
sans en nuancer l'expression. — Si j'insiste, c'est
moins pour convaincre les convaincus (chose bien
inutile), que pour éveiller l'attention de ceux qui ne
savent pas. Peut-être que mon obstination aura pour
effet de ramener les esprits honnêtes qui cherchent,
mais qui sont trop absorbés dans des idées arrêtées.
N'en ferais-je sortir qu'un seul de sa léthargie, que
ce serait un résultat qui pourrait être le signal d'autres émancipations profitables à l'homœopathie, et je
m'en glorifierais.

Mes études de thérapeutique sur les eaux minérales naturelles me mirent dans le temps sur la voie de
la doctrine homœopathique. En 1839, j'écrivais cette
phrase : « Tant qu'on ne classera pas les maladies

chroniques, réputées curables par les eaux thermales, selon leur origine étiologique, on restera toujours
dans l'embarras au sujet de leur opportune administration. La crainte de remplir une indication laissée
au hasard retiendra tout homme prudent; il préfè-
rera encore s'en tenir, comme par le passé, à l'empirisme, aux pratiques routinières, qu'on rend solidaires des déterminations à prendre sur le moment. »

A cette époque, j'étais en effet fort intrigué comme
tant d'autres de savoir pourquoi *un remède unique
guérissait souvent un si grand nombre de maladies
dissemblables par la forme. L'excitation minérale*
(force vitale perturbée), locution que dans un besoin
d'explication j'avais inventée en 1832 (¹), ne me suffisait plus en 1839 : je me demandais, avec tout le
monde, comment il se faisait qu'une source sulfureuse
quelconque, soit la Raillière à *Cauterets,* soit celles
de *Barèges* par exemple, pût guérir tout à la fois une
bronchite, une diarrhée, l'asthme, la constipation,
une paralysie, une gastralgie, un engorgement du
foie, la plupart des dartres, les écrouelles, une chlo-
rose, une leucorrhée, un état sub-inflammatoire de la
matrice, avec ses accidents nerveux ou hémorragi-
ques, une ophtalmie, une névralgie, l'aliénation mentale, des douleurs rhumatismales, des hémorroïdes,
les divers maux de tête, la migraine elle-même, et
toutes ces guérisons, plus ou moins sûres il est vrai,

(¹) Voir mes *Recherches sur l'action thérapeutique des eaux
minérales,* qui reçurent dans le temps un accueil bienveillant.

s'opéraient et s'opèrent encore tous les jours par la
seule vertu de l'*eau sulfureuse* qui s'échappe brûlante
de la roche primitive. Mais comment et pourquoi
cette eau chargée de soufre pouvait-elle guérir et
guérit-elle si souvent encore ce chaos d'individualités
pathologiques si diverses? Là était la question.

La réaction tumultueuse de la force vitale, provo-
quée par l'excitation minérale, donnait lieu à des
crises à la suite desquelles les divers maux disparais-
saient, sans qu'on s'expliquât comment il se faisait
que des infirmités qui exigent en allopathie des agents
pharmaceutiques si différents et si opposés dans leurs
effets pussent être plus ou moins heureusement modi-
fiées, et cela par un seul agent, l'eau sulfureuse naturelle. Les esprits timides et circonspects étaient ahuris
à la vue de pareils résultats. Un seul remède pour tant
de maladies diverses! C'était une véritable énigme.

Cette énigme, S. Hahnemann l'a trouvée, et le mot
de l'énigme est la *psore,* mot qui se traduit en langue
vulgaire par celui de *gale,* mais gale d'abord rentrée,
puis abâtardie, dégénérée, transfigurée, qui se trans-
met d'âge en âge à tous les êtres. Or, mêlée ainsi
par l'hérédité séculaire à la trame organique, cette
psore y est à l'état permanent d'hostilité plus ou moins
flagrante; elle y forme l'élément étiologique princi-
pal des maladies chroniques; puis, dans un moment
donné, et à l'occasion d'une cause imprévue qui dé-
prime subitement la force vitale, cet élément hostile,
ce virus éclos, est mis en jeu; l'on voit alors se déve-
lopper, selon les temps, les lieux et les conditions,

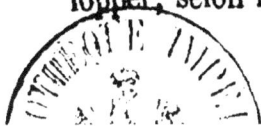

toutes ces diverses manifestations morbides que la médecine ordinaire, en désespoir de cause, envoie aux *eaux*. — Dissous par la nature dans les sources thermales, le soufre, substance prise à parti comme agent de curation, n'a pas d'égal parmi les remèdes anti-psoriques. De là cette conséquence inévitable que le *soufre* étant le remède spécifique de la *gale*, la gale, quelle que soit sa transformation pathologique, quelle que soit le nom de maladie dont on puisse la couvrir, doit être nécessairement modifiée ou atténuée, sinon disparaître dans son contact avec le soufre, dont l'action (quand il n'y a pas abus) est ici d'autant plus sûre et efficace, qu'il nous arrive des entrailles de la terre *dynamisé* par le frottement circulatoire qui s'opère au sein du terrain parcouru et la chaleur thermale de l'eau. De là, ce nom ambitieux et jusqu'à un certain point justifiable, donné quelquefois aux eaux sulfureuses, de *panacée* des maladies chroniques. — S'il était permis de dire en homœopathie qu'un remède est une panacée, n'est-ce pas comme si l'on disait que ses effets pathogénétiques sont assez semblables, assez nombreux et assez divers pour qu'on puisse s'expliquer son action dans un très-grand nombre de cas morbides?

Comme on le voit, le *soufre*, ce remède souverain, a toujours été un moyen puissant d'action dans le traitement des maladies; administré empiriquement, il manquait au médecin une règle pour l'employer avec discernement et avec le plus de succès possible. On a cette règle aujourd'hui; c'est la loi de similitude qui l'a donnée.

Les *considérations générales* auxquelles nous venons de toucher, ne sont présentées par nous qu'avec la réserve qui convient à une question presque neuve, et seulement à titre de *desirata*. Elles nous ont paru ressortir des faits observés par d'autres comme par nous. Si elles contiennent les éléments propres à éclairer un sujet aussi grand que celui des maladies épidémiques, où la salubrité publique est toujours compromise, il ne faut pas douter que des esprits plus éclairés n'en fassent sortir la lumière. Que nous ayons en cela seulement entrevu la vérité, cela suffit : l'avenir se chargera de démontrer ce qu'elle vaut. Et quoique renfermés ici dans des limites étroites, nous osons croire que ces considératione se justifient, et tirent leur preuve des faits relatés dans les trois Mémoires suivants. — Je dois le répéter, j'ai voulu indiquer sommairement que dans les épidémies on doit en général prendre pour base de leur traitement la connaissance des *symptômes* et non celle de la *cause;* que leur *prophylaxie* est toute dans l'emploi du remède qui guérit la maladie.

PREMIÈRE LECTURE.

MÉMOIRE

ou extrait d'un Rapport au Préfet du département de la
Gironde, sur l'épidémie du choléra asiatique qui a régné
à Pujos (Gironde) en 1849 ([1]).

• Lorsque, à propos de l'évolution des forces vitales
dans les phénomènes de la nature, un membre de
cette Académie fit intervenir la doctrine médicale
homœopatique, pour lui emprunter des données propres à affirmer sa thèse, nous nous en réjouîmes. Il y

([1]) Ce Mémoire, lu en la séance du 10 août 1854, pas plus
que le suivant, communiqué à l'Académie le 16 novembre
de la même année, ne furent admis à l'honneur d'être insé-
rés dans le *Recueil de ses Actes*. La savante Compagnie s'était
donné cette année pour président un médecin de l'école officielle. Ce fameux docteur, qui est plein d'idées matérialistes
et organiciennes, avait naturellement en horreur l'homœopathie, qui est fille du dynamisme vital. Il vota donc avec
les siens contre l'insertion, et le vote, exprimé par assis et
levé, produisit une égalité de voix; mais la voix du président étant prépondérante, il resta noblement debout, et se
donna ainsi, grâce aux termes du réglement académique,
gain de cause sur son adversaire. Le docte médecin fut ce
jour-là d'une véritable et incontestable valeur; la méthode
homœopathique fut battue, sans succomber cependant. *Mais
attendons la fin...*

avait lieu d'espérer qu'une question incidente pourrait devenir principale, et que la discussion qui se serait élevée dans cette enceinte prendrait les proportions et l'importance dignes d'une cause qui a pour objet l'humanité souffrante tout entière. Le vœu, l'intention de notre collègue avaient été compris; mais les circonstances n'ont pas permis que cette heureuse idée fût suivie.

Cependant, dans le but de remplir un tardif devoir envers la compagnie, qui n'a jamais manqué d'indulgence pour ceux qui en ont le plus besoin, je prends la liberté de soumettre à l'Académie le résumé de plusieurs missions épidémiques dont j'ai été chargé dans le temps (¹), à l'occasion du choléra-morbus. Ce sera encore de l'homœopathie, mais de l'homœopathie pratique dans ses résultats, celle que tout le monde peut comprendre, et que l'on peut croire ou rejeter, selon le degré de confiance que l'on a dans les lumières et l'honnêteté de l'observateur.

Avant d'entrer dans le cours de ma narration, il faut que je dise le regret que j'éprouve de n'avoir pu entrer dans l'ordre des idées exposées par M. Charles des Moulins, l'un de nos plus honorables académiciens, et auxquelles on a essayé de répondre. Je

---

(¹) L'auteur avait alors, depuis dix-huit ans, la charge de *médecin des épidémies* du département de la Gironde. Il était en même temps *secrétaire général du conseil central de salubrité.* Ces deux importantes fonctions le mettaient en situation d'étudier et d'observer particulièrement toutes les questions qui se rattachent à l'hygiène publique et à la police médicale.

me serais complu à parcourir avec lui l'histoire du
développement de la nature organique dans son ensemble et dans ses détails, qui n'est que la manifestation successive du principe formateur des choses.
Nous aurions vu que dans sa lumineuse et riche exposition, il devait nécessairement rencontrer l'homme,
ce résumé de toutes les forces, de toutes les énergies
vitales qui meuvent et animent la matière, et comment, par suite de cette irrésistible puissance qui lie
les phénomènes entre eux, il a dû toucher à la science
qui a pour objet le désaccord accidentel des actes
physiologiques, ainsi qu'à la science qui enseigne les
moyens de rétablir cette harmonie troublée, et cela
par l'action de puissances dynamiques révélées dans
les médicaments par l'homœopathie.

Cette nouvelle source des puissances dynamiques
se trouve dans la nature même des choses, qui, rame-
née ici à un point de vue spécial, fournit une donnée
conforme à ce que l'expérience et l'observation de
tous les siècles ont établi dans la mesure du progrès
scientifique, à savoir : que toute substance matérielle
qui perd sa forme dite primitive, pour être portée
par degrés et selon les moyens à l'état d'atome, acquiert d'autres propriétés; d'où résulte le développement et l'émission de forces vives qu'on ne soupçon-
nait pas auparavant, et dont l'application peut être
utilisée selon les circonstances d'appropriation qui se
présentent. Notre collègue disait, en outre, en se
laissant gagner par l'entraînement logique des faits,
qu'on retrouve ce même phénomène dans les médi-

caments traités par procédés hahnemanniens, c'est-à-
dire en dégageant par des actes successifs de frottement et de dilution leurs forces virtuelles, retenues
esclaves dans les corps à l'état brut. Ainsi, en ajoutant
une preuve surabondante à la démonstration de sa
thèse, nous aurions vu qu'il a donné, par un trait
saillant, à la thérapeutique homœopathique, une origine aussi rationnelle qu'elle est naturelle, puisqu'elle
peut être comprise dans le grand mouvement de l'é-
volution des forces vitales. De là, cet aperçu plein
de lumière et de vérité, à savoir : que la doctrine
homœopathique sait établir un rapport d'analogie,
de similitude, entre le dynamisme médicamenteux
qu'elle a pour ainsi dire créé, et le dynamisme humain qu'elle seule a pu apprécier, soit dans son
unité et sa pureté physiologiques, soit dans son état
pathologique.

Tel est ce regret! Renonçons pour le moment aux
développements techniques de la doctrine. Dans la
situation actuelle de l'homœopathie à l'égard des
contradictions qu'elle rencontre de la part de l'école
officielle, il faut se borner à relater les faits de pure
pratique, et attendre que les esprits soient moins pré-
venus et plus éclairés, attendre que la doctrine des
semblables soit étudiée dans son esprit, dans ses
sources, dans ses moyens, dans ses preuves, dans
son application, dans ses résultats; jusque-là, toute
discussion est impossible : elle tomberait inévitable-
ment dans la logomachie et la subtilité; elle ne ferait
qu'embrouiller la vérité au lieu de la dégager. C'est

aussi le moyen de mettre un terme à cette argumentation si facile et si peu scientifique où la critique puise ses traits de mauvais goût lorsqu'elle est à bout de logique, à savoir : que l'homœopathie est une pure illusion, une fantaisie intellectuelle, une rêverie allemande ou un audacieux charlatanisme.

Cela dit, j'entre en matière.

Sans les circonstances étiologiques toujours insaisissables, toujours indéfinissables, qui ont ramené de nouveau le choléra en France, les notes suivantes ne seraient jamais sorties de mon portefeuille.

Le sentiment de réserve qui me retenait en 1849 se concevait. Revêtu d'un caractère officiel en qualité de médecin des épidémies, il ne m'appartenait guère de prendre l'initiative en publiant des Rapports qui étaient devenus la chose de l'Administration. Elle seule pouvait juger de l'opportunité qu'il y avait à faire connaître les résultats immenses que j'avais obtenus dans les diverses missions épidémiques dont j'avais été chargé. Le choléra disparut, et mes Rapports restèrent enfouis dans les noirs et silencieux cartons de la préfecture.

Mais en présence du fléau asiatique qui, à l'instar de la petite vérole, jadis étrangère comme lui aux contrées de l'Europe, paraît vouloir s'y acclimater et s'y établir d'une manière permanente, et qui dans ce moment décime les populations, je ne dois plus hésiter à faire connaître le service que l'homœopathie a rendu à une petite commune de ce département. — Heureuse commune, cependant! qui était si pauvre qu'elle n'avait ni médecin, ni pharmacien! Elle put accepter d'emblée les secours et les bienfaits de l'homœopathie.

Les faits consignés dans cette communication ont leurs analogues; ils ne présentent rien qui ne soit donc parfaitement connu des amis des principes hahnemanniens. Ils savent que partout où le choléra s'est trouvé en présence de l'homœopathie, on a vu la mortalité diminuer dans une grande proportion. Les jeunes annales de la doctrine contiennent plusieurs histoires d'épidémies cholériques où ces résultats sont rapportés, et, au moment où je parle, ces faits se reproduisent dans le sud-est de la France.

Ce n'est donc pas à ceux qui sont édifiés à cet égard que s'adresse cette lecture, mais bien à ceux qui s'obstinent à ne rien voir, à ne rien entendre; elle s'adresse avant tout au public, qui est encore plus intéressé à connaître la vérité que les savants.

Voulant conserver à cette communication son caractère primitif, celui de Rapport, je n'y changerai que peu de chose: elle restera sans développements scientifiques ; j'en élaguerai seulement les détails accessoires et circonstantiels, qui seraient ici de véritables inutilités.

Sur l'invitation de M. le Préfet de la Gironde, en date du 1er août 1849, je me rendis sans délai à Pujos, canton de Podensac, à l'effet d'y constater et d'y caractériser la maladie épidémique qui venait d'envahir cette commune.

Les informations que je pris auprès du maire et du curé, et que je ne tardai pas de rapprocher de mes propres observations, ne me firent pas douter un instant que le mal qui sévissait était le choléra morbus asiatique. Il en avait tous les caractères. Quatre malades avaient déjà succombé en très-peu d'heures. Un cinquième (c'était une femme) luttait encore contre le mal; elle était cependant un peu mieux depuis la veille. Elle fut guérie et dut sa guérison au camphre, pris par hasard; elle avait fait usage d'un peu d'eau-de-vie camphrée délaissée et oubliée dans un coin de la maison.

Ayant donc acquis la conviction de l'existence du choléra à Pujos, et complétement édifié sur sa symptomatologie, je dus rechercher quels seraient les remèdes qui s'y appropriaient le mieux. Le *camphre* et le *veratre* me parurent devoir être choisis parmi ceux qu'on fait figurer dans la liste des médicaments qu'on oppose avec le plus de succès au choléra-morbus asiatique, soit dans son caractère essentiel, soit dans l'expression diverse de ses symptômes.

En effet, le camphre étudié dans sa pathogénésie, c'est-à-dire dans ses effets purs sur l'homme sain, nous donne l'image de plusieurs symptômes du choléra, tels que ceux-ci : *convulsions, crampes, affaissement de toutes les forces, accès d'évanouissement, somnolence comateuse; peau bleuâtre et froide avec froid du corps; pouls remarquablement lent et petit; yeux hagards et convulsés; en haut, chaleur brûlante à la gorge depuis le palais jusque dans l'estomac;*

*envies de vomir et vomissements de bile; au début
des vomissements, sueur froide, principalement au
visage; sensation de brûlure et de chaleur à l'estomac; chaleur brûlante à l'épigastre et au bas-ventre;
rétention d'urine; douleur brûlante pendant l'émission des urines; respiration profonde et lente; crampes aux mollets.*

Voilà pour les effets pathogénétiques du camphre.
N'est-ce pas là un côté du tableau des symptômes
du choléra?

Mais les effets purs, fournis par le veratre (ellébore blanc) sont plus saisissants encore. Ils offrent
l'image du choléra complet dans sa forme la plus intense. En voici quelques-uns; ce sont les plus sail-
lants : *mouvements convulsifs des membres; prostra-
tion des forces, subite, générale; faiblesse excessive;
accès d'évanouissement; peau flasque et sans élasti-
cité; couleur blanchâtre de la peau; engourdissement
somnolent; gémissements pendant le sommeil; froid
général de tout le corps et sueurs froides visqueu-
ses; frissons avec soif violente; puis chaleur permanente avec soif; fièvre; pouls lent et presque éteint;
angoisse excessive et inquiétude; absence d'idées;
sueur froide au front; yeux ternes et troubles; yeux
convulsifs; surdité; face pâle, froide, hippocratique
avec nez effilé, visage bleuâtre; sueur froide à la face;
lèvres sèches, noirâtres, gercées; crampe de la mâ-
choire; écume à la bouche; sensation de froid ou de
brûlement dans la bouche et sur la langue; langue
sèche et noirâtre; perte de la parole; mal de gorge,*

avec douleur constrictive d'étranglement; sensation de froid ou de brûlement dans l'arrière-bouche et le gosier; soif inextinguible. Pour peu qu'on ait mangé, vomissement immédiat et diarrhée; hocquet; nausées violentes avec envie de vomir, au point de s'évanouir; vomissement violent avec grand épuisement; matières vomies muqueuses, verdâtres, de bile noire; vomissement continuel avec diarrhée et pression dans le scrobicule; sensibilité excessive de la région de l'estomac avec une sensation brûlante; crampes abdominales et coliques; tranchées accompagnées de diarrhée; gargouillements et borborygmes; diarrhées violentes et douloureuses, ou tout à fait indolores; selles diarrhéiques, noirâtres, verdâtres, brunâtres ou sanguinolentes, ou séreuses avec grande lassitude; horripilation, pâleur de visage; sueur froide au front et anxiété; sensation brûlante en urinant; rétention d'urine; toux creuse, profonde, comme venant du ventre; étouffement de la respiration; crampe de la poitrine avec constriction douloureuse; faiblesse paralytique des muscles du cou; ils ne peuvent plus supporter la tête; engourdissement et pâlissement des mains et des doigts; froid glacial aux mains; tressaillement et crampes dans les doigts; tension des tendons du jarret; crampes violentes dans les mollets et les pieds; froid glacial aux pieds; tremblement des pieds avec froid comme s'il y circulait de l'eau froide.

Ceux qui ont vu, étudié, observé le choléra-morbus, diront, en jetant les yeux sur le tableau synoptique des effets de ces deux'médicaments : C'est lui, ce ne peut être que lui. Oui, c'est le choléra ; mais le choléra factice, le choléra donné par l'expérimentation pure. — C'est précisément à raison de cette ressemblance, que je devais le prescrire dans l'épidémie de Pujols. En conséquence, je me hâtai de prendre sur-le-champ une mesure sanitaire d'autant plus prompte que cette localité était dépourvue de médecins et de pharmaciens. J'organisai un service médical dont furent chargés le docteur Mosaïko, de Barsac, et le docteur Dutauzin, de Landiras, ces deux médecins étant plus à portée que d'autres pour visiter les malades. Il fut décidé, en même temps, que pour parer aux cas d'urgence, il serait remis à M. le Maire, ainsi qu'à M. le Curé, un flacon d'esprit de camphre pour être administré selon mes instructions dans les attaques subites de choléra, sans être obligé d'attendre l'arrivée des médecins. Je leur confiai également un petit flacon de *veratrum album* à basse dilution.

Ces messieurs se pénétrèrent tellement de l'instruction que je leur laissai, et étaient si pleinement convaincus de l'efficacité des remèdes que je leur remis, qu'ils n'hésitèrent pas à s'en servir ; ils en firent, en effet, le plus heureux emploi ; le camphre surtout rendit d'étonnants services. Ce fut à ce point, qu'il n'y eut plus dès ce moment de décès à signaler, soit que ce médicament fût administré comme curatif, ou préservatif. Il en fut de même de l'emploi du *veratrum album* entre les mains de M. le Curé ; il obtint des résultats tels que ceux qu'on doit attendre d'un médicament d'une si grande puissance dans les cas de diarrhée cholérique à l'état épidémique. Tous les malades chez lesquels il en fit usage furent guéris.

On sait que dans une épidémie quelconque, tous les cas ont un air de famille ; ils varient par la forme, par l'expression symptomatique, mais tous sont identiques au fond, parce qu'en effet ils ont une origine commune, parce qu'ils tiennent tous à la même cause. Il suit de là l'importance qu'il y a d'approprier, avant tout, la thérapeutique au caractère épidémique, à l'ensemble, à la généralité, au génie des manifestations morbides ; c'est pourquoi deux ou trois médicaments bien choisis suffisent le plus souvent au traitement de la maladie, quelle que soit la variété qu'elle présente dans la forme : ils ont et doivent avoir une action identiquement spécifique, et c'était ici le cas. C'est aussi à raison de cela, que deux personnes étrangères à la médecine ont pu soigner avec le plus grand succès les malades qui les appelaient. La maladie était parfaitement caractérisée et les deux remèdes rigoureusement déterminés : il ne pouvait y avoir d'embarras ; on suffit à tout dans la grande majorité des cas.

Le camphre et le veratrum étaient donc les médicaments essentiellement homœopatiques dans la circonstance présente.

Du reste, deux observations que je vais faire connaître étaient bien de nature à me fixer sur le choix des deux remèdes dont j'ai esquissé plus haut la pa-

thogénésie. Les voici; j'en supprime les détails dans
ce qu'ils ont de minutieux :

1° Une femme de Barsac, commune limitrophe à
celle de Pujos, âgée d'une quarantaine d'années,
atteinte du choléra, présentait la dernière période
du mal, c'est-à-dire qu'elle était en proie aux symptômes les plus graves : face hippocratique, yeux
cernés et caves, voix faible et soufflée, pouls insensible; peau froide et couverte d'une sueur visqueuse;
diarrhée souvent répétée, selles blanchâtres et liqui-
des; vomissements fréquents et quelquefois incomplets, ardeur brûlante au gosier, à l'estomac; soif
inextinguible, etc. Une seule goutte de *veratrum*
(3 dilutions), étendue dans un demi-verre d'eau fraîche, suffit pour faire disparaître la gravité de cet état
extrême. Le remède, administré à sept heures du soir
et continué la nuit, produisit en moins de douze
heures un résultat inespéré.

2° Dans la même maison et le lendemain, la petite
fille de cette femme, âgée de quatre ans, avait mangé
un raisin la veille et s'était couchée en bonne santé;
à deux heures du matin, elle fut prise brusquement,
sans prodromes, d'une attaque de choléra des plus
intenses; des crampes violentes dans les extrémités,
des vomissements incessants et une diarrhée conti-
nuelle, mirent en quelques heures cette enfant dans
un état de mort apparente. — A six heures du matin,
heure à laquelle on vint me chercher, je me rendis
auprès de la petite malade, accompagné du docteur
Mosaïko, qui m'avait donné l'hospitalité. Nous la

trouvâmes sur les genoux de sa mère éplorée, dans l'état suivant : froid glacial de tout le corps, immobilité complète, pouls insensible, respiration en quelque sorte suspendue, langue glacée, yeux caves, vitrés et convulsés : c'était le choléra par asphyxie; c'était plutôt l'image de la mort. On pouvait facilement s'y tromper. — Comme essai et comme pour éprouver la vie, au cas qu'elle fût encore dans ce corps pâle et glacé, je fis passer sous le nez de cette pauvre créature mon flacon de teinture de camphre... Et ce ne fut pas sans étonnement, sans quelque stupéfaction, que nous vîmes la poitrine de l'enfant se soulever... Elle n'était donc pas morte; nous pouvions la sauver. — Une goutte de teinture de camphre étendue dans un verre d'eau, administrée par cuillerées à café toutes les cinq et dix minutes, de légères frictions sur les tempes et sur l'épigastre, rendirent en moins de demi-heure la pauvre petite cholérique à l'usage de ses sens; elle parla, but et put même prendre elle-même le verre pour boire. Un résultat aussi heureux, aussi prompt, aussi inespéré, nous émotionna bien vivement, et nous convainquit, le docteur Mosaïko et moi, que nous sauverions Pujos du fléau.

Ces deux faits, qui mirent en crédit l'homœopathie dans la contrée, étaient trop importants pour qu'ils ne fussent rapportés immédiatement à M. le Maire de Barsac; ils venaient de se passer dans sa propre commune. Je le priai instamment d'aller visiter ces deux malades avec le docteur Mosaïko, qui voulut bien se charger de leur continuer des soins; ce qu'il fit avec autant de zèle que de sollicitude.

Ces premiers résultats me firent un devoir de consigner dans mon Rapport au Préfet de la Gironde l'utilité qu'il y avait de recommander l'emploi du camphre dans toutes les communes visitées par le choléra, emploi réglé par l'instruction rédigée à Podensac, au sein de la commission sanitaire du canton, convoquée extraordinairement.

Passons aux faits généraux; ils sont le résumé de trois missions que je remplis à Pujos.

Cette commune, d'une population de 800 âmes (en 1849), a eu plus de 100 cas de choléra. — M. le Maire, en attendant de pouvoir compléter la liste nominale des malades, me remit un état provisoire où figuraient 75 noms: c'est donc au moins le dixième de la population qui fut frappée pendant la durée de l'épidémie, qui se prolongea deux mois de temps. Sur ce nombre il y eut 10 décès. Et chose digne de remarque, qui ne pût manquer de saisir vivement l'attention, c'est que la mortalité ne porta que sur les malades, ou qui ne voulurent suivre aucune espèce de traitement, ou qui ne purent pas être soignés par l'homœopathie.

Or, tous les cholériques atteints à divers degrés, pour lesquels on eut recours au camphre et au veratrum, furent guéris et promptement guéris, et cela sans exception.

Le camphre était surtout employé comme préservatif, en vue des accidents les plus graves. C'est pendant les prodromes qu'on y avait recours; ces prodromes consistaient en nausées qui allaient quelquefois aux vomissements, à des gargouillements, à un commencement de faiblesse générale; diarrhée plus ou moins forte et aqueuse; crampes aux extrémités. Lorsque les prodromes passaient à l'état confirmé du choléra, tous les malades éprouvaient, en outre, des battements de cœur, de la suffocation, de l'oppression, une lassitude plus grande, la frigidité des mains et des avant-bras; la diarrhée prenait le caractère propre du choléra, et les crampes, plus rapprochées, étaient aussi plus douloureuses et plus violentes. La face contractait quelque chose des traits hippocra-. tiques.

Ce tableau de symptômes s'effaçait après une prise d'une ou deux gouttes d'alcool *camphré à saturation*. On l'employait aussi en frictions sur les tempes et sur le creux de l'estomac, mais seulement lorsque le camphre à l'intérieur paraissait insuffisant. L'efficacité de ce moyen était si bien passé dans la conviction de la population, que les individus qui se sentaient malades étaient convaincus à l'avance qu'ils guériraient par le camphre; ils envoyaient en réclamer chez le maire et se l'administraient eux-mêmes.

On se servait du camphre plus fréquemment que du veratrum; son emploi était plus facile et plus souvent indiqué. On l'employait, toutefois, avec une grande prudence, notamment chez les femmes, lesquelles atteintes de l'épidémie dans une plus grande proportion que les hommes. La même prudence s'observait à l'égard des enfants, auxquels on donnait préférablement le veratrum, parce que chez eux la diarrhée prévalait le plus ordinairement.

Ces deux grands et puissants remèdes rendirent donc un immense service; ils sauvèrent d'une grande mortalité la population, qui fut servie avec un grand dévouement par le docteur Mosaïko, M. Miran, maire de Pujos, et le curé de la paroisse.

Le docteur Mosaïko visitait souvent le théâtre de l'épidémie. Il avait l'attention de me tenir au courant de la marche, des progrès et des divers épiphénomènes de la maladie. Il m'écrivait : « Vous connaissez » la localité, l'intensité avec laquelle l'épidémie a » suivi ses phases, la température qui régnait alors. » Vous avez été témoin de la rapidité avec laquelle » les guérisons ont eu lieu dans les cas les plus heu- » reux; dans les cas contraires, la mort survenait » non moins rapidement. Les guérisons qui se fai- » saient attendre longtemps, ne se terminèrent que » sur la fin de l'épidémie. Parmi les moyens cura- » teurs, c'est toujours à l'*alcool camphré*, au *véra-* » *trum* et à l'*ipécacuanha* que j'ai recours dans la » plus grande majorité des cas. Il était très-rare de » voir guérir les malades si ces remèdes n'étaient » pas employés. »

Dans une autre lettre, et comme faisant suite à la précédente, il est question « d'un homme, membre » d'une famille qui venait de voir mourir trois des » siens, et qui s'étant rendu auprès d'eux pour don-

» ner ses soins, fut pris de la maladie, dans la nuit,
» par de violentes crampes, et fut sauvé par deux do-
» ses de camphre administrées par le maire, tandis
» que trois autres mouraient dans la même maison,
» traités par la térébenthine, l'eau gazeuse, etc. »

Dans cette même lettre, je lis : « Le Maire a reçu
» du Préfet, et à la suite de votre Rapport, une lettre
» dans laquelle il est fait mention de moi. Il s'est
» hâté de répondre (le 22 septembre), en présentant
» le nouvel état de choses (petite et courte recrudes-
» cence), où il accuse l'allopathie, et demande votre
» visite afin de tranquilliser les esprits frappés de
» l'idée de la contagion de la maladie. »

Sans vouloir entrer dans les détails cliniques à l'é-
gard des observations qui ont pu être relevées, je ne
saurais passer sous silence quelques notes marginales
qui se trouvent à côté du nom du cholérique inscrit
sur la liste du maire de Pujos. Ces notes, sans importance du reste, témoignent seulement du soin et de
l'intelligence que l'on portait à suivre la maladie.

Sous le n° 7, est inscrit *Marquette,* conseiller muni-
cipal ; à côté du nom je lis : Cyanose, crampes et diarrhée; camphre. N° 10, fille *Boereau* : faiblesse, vomissements, crampes; camphre, deux gouttes sur un
morceau de sucre, détermina une diaphorèse instantanée et abondante. N° 15, la femme *Dubun :* cyanose, diarrhée, froid algide, crampes; camphre, forte
réaction fébrile consécutive, qui fut combattue avec
succès par l'aconit. N° 17, *Bonnet Bernachon :* nau-

sées sans vomissements, crampes dans les bras et les jambes ; esprit de camphre deux doses, deux gouttes ; réaction. N° 18, femme *Marquette :* elle tombe dans l'église, un dimanche, avec crampes, cyanose, frigidité ; deux doses de camphre, transpiration immédiate. Cette femme répète souvent au maire : « Vous m'avez sauvé la vie. » N° 24, femme *Chaumot ;* elle eut une ophtalmie à la suite du choléra, et en fut guérie par *sulfur* N° 27, femme *Brousse :* vomissements, diarrhée, faiblesse ; camphre et puis quina. N° 37, *Guillaume Delille :* M. Miran est son sauveur ; le curé l'avait considéré comme perdu. N° 46, *Yas :* crampes, vomissements ; fut traité par le docteur Dutauzin avec le camphre, dont il devint depuis partisan. N° 48, *Jean Lacoste,* enfant d'un an seulement, fut traité par le curé avec camphre et veratrum ; crampes, diarrhée, vomissements. Au n° 66, nous voyons figurer les faits auxquels il (le maire) est fait allusion dans la lettre du docteur Mosaïko. N° 73, femme *Courbin Brulé :* diarrhée, crampes. Après avoir éprouvé une grande amélioration par le camphre et le veratrum, elle ressentit une réaction fébrile avec insomnie. Un médecin est appelé : sangsues, potion laudanisée, lavement laudanisé ; mort. N° 75, *Clément (Marcelle),* de huit mois : diarrhée ; veratrum. Hernie consécutive aux efforts dans les selles ; guérison.

Pendant que ces faits s'accomplissaient à Pujos, c'est-à-dire pendant que le *camphre* et le *veratrum* triomphaient du choléra dans cette commune où le

dixième de la population était frappé, pendant que
la mort s'arrêtait devant l'homœopathie, que se pas-
sait-il, vers cette époque (du 5 juin au 2 septembre)
à Bordeaux, dans l'hôpital Saint-André? Il y entrait
111 *cholériques* : 34 guérissaient et 68 succombaient,
c'est-à-dire que la médecine officielle perdait *les deux
tiers de ses malades !...*

MÉMOIRE

sur le choléra de 1854, observé à Bordeaux, et de son
caractère différentiel.

Depuis que j'ai eu l'honneur de communiquer à
l'Académie des faits relatifs au choléra-morbus qui
régna en 1849 et qu'il me fut donné d'observer offi-
ciellement à Pujos (canton de Podensac), cette cruelle
maladie, nous le savons tous, est venue de nouveau
affliger notre ville de Bordeaux.

Comme c'était mon devoir, j'ai suivi avec intérêt
et attention la marche de l'épidémie. L'Académie me
permettra de lui soumettre à cette occasion un fait
qui n'est pas sans importance si on le regarde d'un
peu haut. Elle voudra bien le considérer comme une
note supplémentaire à mon précédent Mémoire.

Cette note est destinée, moins à recommander la
méthode homœopathique dans son principe fondamen-
tal et dans sa puissance thérapeutique (c'est une chose
dont chacun peut se convaincre avec de la bonne volonté), qu'à servir de démonstration encore une fois à
l'exactitude de ses procédés, lorsque, bien compris,
ils sont appliqués avec attention et discernement.

Le choléra-morbus, qui ne semble au fond qu'un désaccord universel et radical de toutes les forces vitales établi dans l'appareil nerveux entier (appareil purement bio-électrique), m'a offert dans cette dernière circonstance une *différence notable* avec celui de 1849, et cela dans ses symptômes d'invasion.

Cette différence a été sentie par tous ceux qui ont suivi l'épidémie à ces deux époques. Or, elle méritait d'être relevée, parce qu'elle implique une modification essentielle dans la thérapeutique en vue de l'état prodromique, différence qui s'atténuait, qui s'effaçait même dès que la maladie était complétement constituée. Le traitement alors rentrait dans les conditions ordinaires.

En 1849, à l'état de prodromes, la maladie se manifestait généralement par les crampes toniques de toutes les extrémités. — A l'état fait, les accidents crampoïdes se confondaient sans doute avec les autres symptômes; mais ils prévalaient encore. Le choléra était au début spasmodique et sec; mais c'était un choléra qui passait facilement à un état inflammatoire prononcé. Dans le mouvement de réaction qui s'opérait, il affectait profondément certains organes, et notamment les poumons, les intestins et le cerveau. Cette année-là, on observa, concurremment avec le choléra, des maladies qui participaient de ce caractère. On signala, avant et pendant l'épidémie, des dysenteries et des fièvres thyphoïdes, affections qui, au point de vue de la thérapeuthique allopathique, réclamaient logiquement les moyens de curation pris dans l'ordre de ceux dits antiplogistiques, variés et nuancés selon les circonstances.

Ce choléra de 1849, qui déploya dans l'ensemble de ses symptômes l'état de spasme au plus haut point, avait, selon notre appréciation, son point de départ dans le désaccord vital de l'innervation du système cérébro-spinal. C'est par cette raison que prévalurent les crampes. C'est par cette raison que le camphre, ici vraiment homœopathique, fut si puissant pour prévenir et guérir. C'est aussi à raison de la parfaite appropriation de cet agent aux symptômes d'invasion, qu'il ne nuisit jamais, même entre des mains inexpérimentées. Je ne lui ai pas vu alors produire la moindre aggravation à cette époque.

Le choléra que nous venons ne traverser (en 1854), identique au fond au choléra de 1849, en diffère en ce qu'il n'a pas commencé par les crampes, mais bien par des nausées et des vomissements, des coliques et la diarrhée, c'est-à-dire qu'il a eu son point de départ, non dans les nerfs de l'appareil cérébro-spinal, mais bien dans le désaccord des fonctions appartenant en entier à la vie organique et qui sont dans l'immédiate dépendance de l'appareil du grand nerf sympathique.

Dans les manifestations symptomatiques du choléra de 1854, on a vu, en effet, que toutes les fonctions qui reçoivent l'impulsion et la vie de ce système nerveux subirent les premières la perturbation cholérique. Les crampes, sans tarder à apparaître, ne venaient qu'en second lieu. Aussi le choléra, au lieu d'être essentiellement spasmodiqué, était avant tout catarrhal, pour me servir d'une expression comprise de tous, c'est-à-dire que les évacuations de toute nature, effets secondaires produits par la surexcitation anormale du grand nerf de l'assimilation, prévenaient, en les prédominant, tous les autres symptômes. Disons, en d'autres termes, pour rendre notre pensée plus explicite, que la cause spécifique du choléra, qui semblait agir à la manière d'une intoxication véritable, se portait d'abord, d'une part (dans le cas de spasmes), sur les nerfs de la vie animale, pour y produire les crampes et pour s'étendre ensuite au système entier de l'organisme; et, d'autre part (dans le cas d'évacuations profuses), la cause se portait directement sur les nerfs de la vie organique et y produisait les crampes gastro-intestinales (coliques), qui se résumaient en diarrhée et vomissements pour s'attaquer secondairement à l'autre appareil nerveux.

Cette vue, qui nous fait considérer le choléra de 1854 comme étant plutôt humide ou catarrhal que sec ou spasmodique, tirait sa force de l'observation suivante, à savoir : que les maladies en général participaient à la constitution catarrhale de l'année, et que cette constitution médicale se traduisait par des effets provenant, soit de la surexcitation des membranes muqueuses, soit de la surexcitation de l'enveloppe cutanée. Ainsi, on vit sur la flotte anglaise de la Baltique, la petite vérole éclater exclusivement sur certains vaisseaux, tandis que le choléra régnait sans partage sur d'autres. On a vu dans le département de l'Aube, la suette miliaire sévir en même temps que le choléra. Ici, à Bordeaux, on a constaté pendant l'épidémie plusieurs cas de variole. Tout cela prouve que le génie catarrhal, locution empruntée à l'école de Montpellier, était le fond de toutes les maladies de l'année, et que sa plus haute expression était le choléra.

En conséquence de ces faits, la thérapeutique devait être adaptée à l'état vrai du mal; et le camphre ne pouvait en 1854 rendre les mêmes services qu'en 1849. Son emploi devait avoir des inconvénients; il était généralement contre-indiqué. Que de personnes j'ai vu qui, en ayant fait usage, ont éprouvé des aggravations plus ou moins inquiétantes? Éclairé par quelques exemples et plus encore par l'étude de la pathogénésie de l'ellébore blanc *(veratrum album)*, j'ai dû considérer ce médicament comme essentiellement propre à agir victorieusement contre les accidents prodromiques et les symptômes de l'état fait. Les symptômes du *veratrum album* se décalquaient complétement sur ceux du choléra. Aussi ce remède a-t-il été pour moi presque l'unique que j'aie employé comme préservatif et comme curatif. Ce n'est que consécutivement à la marche du mal que j'ai eu recours à d'autres médicaments, tels que le cuivre, l'arsenic, l'ipécacuanha, le charbon végétal, etc.

En homœopathie orthodoxe, il n'est guère possible de concevoir que plusieurs médicaments puissent couvrir à la fois les symptômes prodromiques d'une maladie née d'une cause spécifique. La rougeole, la scarlatine, la variole, la miliaire n'admettent, en effet,

qu'un seul remède en tant que prophylactique. Quand
le mal est constitué, c'est autre chose; la marche de
la maladie variant les symptômes, la médication est
variée, et on doit toujours y répondre par l'homœopathicité de ses agents.

Je crois donc qu'il y a eu dans les diverses publi-
cations qui ont été faites au sujet du choléra, de
l'exagération dans la valeur qu'on a attribuée à l'emploi successif et alterné des médicaments donnés
comme préservatifs. Mais certainement on a forcé la
lettre au détriment de l'esprit; on ne l'a pas toujours
compris au milieu cet élan de vogue populaire qui a
lancé l'homœopathie dans toutes les classes de la
société.

Je résume en un mot ma pensée : dans le choléra
de 1854, le *veratrum album* a été pour moi l'unique,
le vrai préservatif, parce qu'il était essentiellement
homœopathique. — Dans celui de 1849, c'était le
camphre.

Les réflexions que je viens de présenter n'ont rien
de nouveau : les épidémistes de tous les temps les ont
faites; elles ressortent de la nature même du sujet.
Mais la pratique médicale ne pouvait en retirer aucun
avantage réel, que sous l'empire de l'école homœopathique. La préservation des maladies était un fait pres-
senti; mais la formule qui devait servir à le réaliser
n'était pas trouvée. Hanhemann, cette noble et grande
intelligence, ce vrai bienfaiteur de l'humanité, devait
toucher et s'arrêter à des considérations d'un ordre

supérieur, mettre ses disciples sur la voie qui mène
à la solution du problème le plus important de la
science : le premier, il a placé le fait pratique après
l'énonciation du principe. Les deux Mémoires spéciaux qu'il a composés sur le traitement préservatif du
choléra et de la scarlatine sont là pour attester la sûreté et la certitude d'une doctrine qui renouvelle le
fond et la face de la médecine.

Son humble disciple devait marcher sur ses traces
et suivre son exemple.

MÉMOIRE [1]

sur l'angine pharyngée [2] qui a sévi dans le département de la Gironde durant l'automne de l'année 1859.

Dans la dernière quinzaine d'octobre et dans les premiers jours de novembre, les médecins, attentifs à la constitution médicale régnante, observèrent un grand nombre d'angines.

Elles se faisaient remarquer principalement dans les bas-fonds des vallées, dans les plaines, sur les cours d'eau, dans les lieux humides en un mot. Le théâtre du mal était placé notamment sur les localités baignées par la Garonne; nous ne citons que Cadillac, Cérons, Blaye, Bordeaux, etc.

[1] Ce Mémoire, lu en séance du 1er mars 1860, a été admis, par suite d'un vote, à faire partie des *Actes de l'Académie*. Ce vote témoigne tout à la fois, et du progrès de l'homœopathie au sein de la docte Compagnie, et du respect qui est dû à la liberté des opinions, un instant méconnue.

[2] L'*angine*, selon le siége respectif qu'elle occupe, selon son état plus ou moins avancé, est gutturale, tonsillaire, pharyngée, œsophagienne, laryngée, trachéale (croup); est œdémateuse, maligne ou gangréneuse, membraneuse ou couenneuse, celle-ci étant aussi désignée sous le nom de *diphtérite*.

Il faut se rappeler qu'à cette époque de l'année
(en automne 1859), on éprouvait pour la saison,
durant le jour, d'assez fortes chaleurs, qui, par contraste, étaient remplacées par des soirées et des nuits
froides et humides. S'il avait plu la veille, le lendemain l'atmosphère était brumeuse. Les brouillards
étaient donc froids, et personne n'ignore que cette
condition de l'air est la plus propre à favoriser les
maux de gorge.

Cette opposition dans les effets de la température
atmosphérique était choquante et saisissante. Elle
rendait frileux, et les organisations délicates en
étaient vivement impressionnées.

Il s'accomplissait, en effet, dans l'économie animale une sorte d'ondulation vitale plus ou moins
brusque; le froid des nuits et du matin s'emparait
du corps et refoulait la vie par ondées dans la pro-
fondeur des organes, et principalement sur la partie
la plus exposée à l'air; la gorge était spécialement
frappée. — La chaleur du jour, au contraire, par
un effet opposé non moins brusque, faisait réagir les
activités physiologiques. Il y avait là comme un phénomène d'expansion qui agissait à l'instar d'une force
centrifuge contre une force antagoniste.

C'est dans cette lutte de la *force vitale* contre un
état tout particulier de l'air atmosphérique que se
déclara l'affection catarrhale épidémique dont *l'angine couenneuse* devait être la forme la plus manifeste et la plus élevée.

L'épidémie était plus répandue à la campagne que

dans les villes, où les cas se montraient naturellement moins nombreux, à raison de précautions hygiéniques qui y sont plus habituelles. On le sait, à la ville, les mesures y sont prises pour modifier, soit à l'aide des vêtements, soit par le confortable des habitations, les influences atmosphériques; tandis qu'à la campagne, où la vie est toute routinière et entourée de moins de précautions, la cause essentielle de la maladie agissait directement et sans modificateurs.

Lorsqu'on laissait courir le mal selon l'impulsion étiologique reçue et selon les prédispositions individuelles, et si l'on n'opposait à sa marche naturelle aucune précaution préventive, cette affection subissait successivement diverses transformations qui la faisaient passer en peu de temps de l'état simple à l'état *d'angine couenneuse.*

Voici l'ordre dans lequel se développaient les phénomènes morbides :

La membrane muqueuse, siége du symptôme caractéristique, se boursoufflait, se phlogosait légèrement et sécrétait alors en abondance, en laissant échapper une certaine quantité de mucosités; la matière sécrétée s'épaississait à la surface de la membrane du pharynx, par l'effet peut-être de la chaleur locale, plus forte à ce moment qu'à l'ordinaire, et y favorisait la formation de cette fausse membrane qu'on appelle *couenne.* Cette formation était pareillement favorisée par la gêne apportée à l'expulsion des matières accumulées par une sécrétion insolite. Quelques fragments du produit pseudo-

membraneux, examinés avec attention, m'y ont fait
voir, en effet, un commencement d'organisation. —
Lavée avec soin à plusieurs eaux, cette fausse membrane offrait une certaine consistance et un peu d'é-
lasticité; elle était même striée de quelques filaments
sanguins. Telle est l'idée qu'on pouvait se faire de cette
création plastique.

La gravité de cette maladie tenait, on le conçoit
sans peine, à l'existence de ce tissu accidentel, au
travail organique plus ou moins vif qui se faisait.
Lorsque la pseudo-membrane était arrivée à une certaine épaisseur, elle se détachait difficilement, et ne
cessait pas de s'épaissir; les efforts de la nature pour
en opérer l'expulsion étant annulés, elle finissait par
obstruer les voies respiratoires et œsophagiennes, et
pouvait dès lors déterminer la mort par suffocation
ou par asphyxie.

Dans le canton de Cérons, une vingtaine d'individus y avaient succombé; au 20 octobre, la terreur
était dans la contrée.

L'angine occupait généralement le pharynx; toutefois, elle pouvait s'étendre au-delà; et ses symptômes
principaux se réduisaient aux suivants :

Au début, frissons avec une légère fièvre, qui, si
elle durait quelques moments, finissait par prendre
le caractère rémittent; — presque simultanément,
état fébrile et mal de gorge; — puis gêne dans le
phénomène de la déglutition; — engorgement indo-
lore des amygdales; fosses nasales, intérieur de la

4

bouche, pharynx et larynx légèrement boursoufflés; phlogose peu prononcée; sécrétion augmentée de mucosités; sommeil interrompu et non réparateur. La difficulté d'avaler s'accroît avec les symptômes précédents; peu ou point de soif. Au moment de la petite fièvre, sueur générale ou partielle, qui ne soulage pas le malade, ni ne diminue le mal de gorge; salivation plus abondante, ou plutôt amas de glaires qui découlent de la bouche dans les efforts qui sont faits pour dégager l'arrière-gorge, obstruée par cette accumulation de matière sécrétée et par le boursoufflement des tissus. Si à ce moment la maladie ne s'amendait pas par la force médicatrice de la nature, l'aggravation ne tardait pas à porter la maladie à son comble.

La fièvre redoublait, et dans ce redoublement, à peine si la rémission se faisait apercevoir; l'engorgement augmentait encore; la langue, devenue brunâtre de blanchâtre qu'elle était, se couvrait de quelques aphtes, sur les côtés principalement; les mucosités ne pouvaient plus être expulsées. Alors la tête, déjà prise, devient plus malade; il y a une céphalalgie atroce avec dépression des forces générales et des facultés intellectuelles; les sécrétions et les excrétions se suppriment, et notamment les urines; le sommeil devient impossible; il est remplacé par des rêvasseries : c'est l'état thyphoïde du mal, et le moment est arrivé où la déglutition ne peut plus se faire et ne se fait plus. Le malade meurt dans un délire soporeux et dans un état d'asphyxie.

La marche de la maladie n'a pas toujours eu cette régularité, ni toujours cette gravité, ni toujours cette issue fatale.

Selon l'âge et le traitement recommandé par l'école allopathique, *l'angine* subissait des écarts et même des transformations. Elle prenait quelquefois, nous venons de le dire, le caractère de la fièvre typhoïde, et si le malade mourait, on disait alors qu'il avait succombé à cette fièvre arrivée en complication de la maladie. D'autres fois, mais avec moins d'intensité, le mal de gorge était plus franchement inflammatoire ; l'arrière-bouche était, dans ce cas, rouge et en feu ; la soif était vive, et une grande sécheresse s'emparait de l'intérieur de la bouche. Ces deux circonstances exigeaient une modification dans le traitement. Il était plus rare de voir la toux venir compliquer l'angine. La raucité de la voix et la difficulté de la déglutition faisaient une complication plus apparente que réelle. On s'y méprenait ; on y voyait le *croup* associé à *l'angine ;* dès lors, le traitement devait être conduit d'après de nouvelles indications.

Qu'opposait-on à un pareil assemblage de souffrances ?

La médecine traditionnelle prescrivait le traitement que voici :

Au début, bains de pieds synapisés ou non, gargarisme avec miel rosat, tisanes émollientes avec sirop de capillaire le plus ordinairement, sangsues au cou, vésicatoires, lavements rendus plus ou moins laxatifs, frictions mercurielles au cou, cautérisation de la gorge avec la pierre infernale (azotate d'argent), sulfate de quinine avec ou sans extrait gommeux d'opium. — Elle entend par là (l'école officielle) remédier au mal de gorge, à la fièvre, à la constipation, à l'insomnie, à la marche progressive du mal; elle entend enfin remédier à la tendance à l'asphyxie par la *trachéotomie,* lorsque les voies respiratoires ont cessé d'être accessibles mécaniquement à l'air.

Tout cela paraît rationnel sans doute; mais est-ce bien dans la vérité? C'est là la question. Le temps, ce grand justicier, prononcera.

Dans les cas les plus simples, le traitement n'avait pas cette rudesse. On réservait les moyens énergiques aux cas qui marchaient rapidement vers une solution funeste. On avait soin de mesurer la puissance des moyens thérapeutiques à l'intensité, à la prédominance, au caractère des symptômes. Les plus grands nombres de patients, atteints légèrement, guérissaient en général, mais non sans se constituer malades pour quelques jours. Ceux qui étaient le plus vivement attaqués par le mal, subissaient un traitement calculé sur un danger présumé. C'est dans cette dernière catégorie de malades qu'avait lieu naturellement la mortalité. Elle survenait plutôt ou plus tard, selon le degré de résistance qu'opposait la force vitale, et selon le traitement aventureux que le malade avait à subir.

Dans son ensemble, cette maladie constituait une

affection fort grave. Sa cause (indéterminée), ses prodromes, ses symptômes successifs, son état vrai, ses
complications, les accidents provoqués ou non, et
enfin *la forme couenneuse* qu'elle revêtait, présen-
taient un tableau effrayant propre à déconcerter les
médecins les plus exercés, obligés d'agir sans règle.

On le voit, point d'indication formelle pour le médecin prudent; mais indications banales pour les
esprits ardents qui se décident facilement à prendre
un parti. Pour chacun, il y avait à combattre des
symptômes ou des groupes de symptômes sans liaison
apparente, sans dépendances, sans filiations appré-
ciables. On ne savait pas si les symptômes d'aujourd'hui ne feraient pas place à d'autres pour le
lendemain, et par conséquent si la médication ne
serait pas à changer ou à modifier.

Mais pour le médecin qui s'éclaire du flambeau de
la loi homœopathique, ces difficultés ne sont pas si
ténébreuses. Il a acquis par une étude analytique
attentive la connaissance des effets purs des médicaments, et cette notion lui révèle avec netteté et
précision la vertu spécifique qui appartient à chaque
remède. Il ne lui reste plus qu'à faire l'application
de la loi d'appropriation ou de similitude, qui con-
siste à choisir convenablement dans la matière médicale pure l'agent thérapeutique dont les effets pathogénétiques peuvent couvrir le mieux les symptômes
analogues ou semblables du mal à guérir. Cette méthode est d'autant plus sûre dans ses résultats, que
l'esprit se trouve plus nécessité à suivre l'ordre logi-

que des idées, qui naît de l'observation des phénomènes qui s'accomplissent ou peuvent s'accomplir
dans le travail médicateur en instance. En un mot,
l'esprit n'est plus libre de se laisser aller à des ten-
dances arbitraires; car il est, pour ainsi dire, pris
entre la spécificité du médicament et l'indication formelle à remplir en vue d'une maladie dont le caractère est précisé d'avance. Comme on le voit, c'est ici
la contrainte logique qu'impose à l'intelligence la culture des sciences exactes. — Nous avons donc raison
de dire que le médecin qui s'est soumis à la loi des
semblables, n'éprouve pas au même degré que le praticien de l'école traditionnelle le poids soucieux de
l'incertitude et du doute, mortel pour les consciences
honnêtes.

Une circonstance particulière me jeta dans un des
foyers de l'infection épidémique.

En octobre dernier (1859), retenu fortuitement et
bien malgré moi à la gare de Cérons, je fus obligé,
à sept heures du soir, de chercher un gîte; le train
avait fui sous mes yeux. Le hasard me conduisit dans
une petite auberge bien propre, qu'on m'avait désignée non sans une certaine hésitation.... Les pas-
sants ne voulaient pas me laisser tomber dans une
maison occupée par deux malades frappés de l'épidémie, la mère et la fille. Cette considération ne
pouvait en être une pour un médecin. Je fus admis
et reçu avec bonté, malgré l'embarras que je venais
donner.

Je *ne* pouvais mieux faire dès lors que de demander à voir les malades et d'offrir mes services.

La mère venait de se mettre au lit par précaution, elle sentait venir les premières atteintes du mal. Sa fille, charmante personne de dix-neuf ans, était couchée dans la même chambre, où régnait un nuage suffocant de vapeurs vinaigrées que je dissipai en ouvrant largement la fenêtre. — Aux prises avec le mal épidémique depuis quelques jours, elle était en ce moment en proie à de grandes souffrances, et m'offrait le type à peu près complet de l'angine couenneuse : fièvre accélérée, pouls vif et petit, peau ardente et humide tout à la fois; c'était l'heure de la rémission fébrile (huit heures du soir); mal de gorge à ne pouvoir avaler sans douleur atroce; besoin fréquent de se débarrasser de mucosités ou crachats qui l'engouaient; salive filante; soif nulle; sommeil laborieux et troublé par des cauchemars; engorgement des glandes sublinguales; langue pâteuse et couverte de mucosités épaisses et gluantes, légèrement brunâtres; gencives engorgées et molles; teint un peu ictérique; yeux jaunes; constipation; urines très-rares, troubles et brûlantes; décubitus dorsal.

Ce fut un bonheur pour moi d'inspirer dès l'abord de la confiance à cette famille. Je ne demandais, pour la justifier, que le temps que j'avais à passer dans la maison, la nuit.

Sur ma demande, on suspendit le traitement commencé. C'était une nécessité de la situation.

J'avais à choisir entre plusieurs remèdes, et principalement entre la *pulsatille,* la *belladone* et le *mercure soluble..* Je me décidai pour le mercure; c'est celui des trois médicaments qui répondait le mieux à l'ensemble et au caractère des symptômes et aux conditions de son emploi. En effet, pour celui qui connaît le tableau des effets pathogénétiques de cette substance, il n'y avait pas à hésiter dans le choix à faire. Les symptômes caractéristiques du mercure couvraient très-convenablement les *principaux* symptômes du mal. On sait d'ailleurs, en dehors de ces données homœopathiques, ce que produit de souffrances ce remède administré à larges doses selon les formules de l'allopathie. Il n'est pas de praticien qui ne lui ait vu produire de la *salivation,* des *sueurs profuses énervantes,* des *diarrhées,* des *aphtes,* le *ramollissement des gencives,* etc., etc.

En conséquence, ayant fait dissoudre cinq globules de *mercure soluble* (mercurius solubilis Hanhemanni), de la 200ᵉ puissance, dans un demi-verre d'eau fraîche, avec les précautions exigées en pareil traitement, j'en fis prendre deux cuillerées à café avant de me retirer; il était neuf heures et demie du soir. — On devait répéter cette dose toutes les deux heures, et on n'y fit défaut.

A six heures du matin, la mère, prévenue la veille que je ne voulais pas manquer le départ du matin, entra dans ma chambre, et sa première parole fut de m'apprendre que sa fille était beaucoup mieux, qu'elle avait pris trois doses de la solution, qu'elle avait dormi quatre heures, qu'elle en était heureuse et que surtout elle demandait à manger puisqu'elle pouvait avaler avec assez de facilité.

Je fus plus satisfait que surpris de ce prompt ét salutaire changement. Je vis la malade, et je constatai cette heureuse amélioration que j'avais promise la veille au soir : toute gravité avait disparu. Je partis convaincu que la guérison ne pouvait se faire attendre longtemps. — Quatre jours après, je fus informé qu'en effet elle avait eu lieu.

Rentré à Bordeaux, j'eus hâte de me rendre au Sacré-Cœur; son collége des orphelines était envahi par l'épidémie. Sur trente-six pensionnaires, cinq étaient tombées malades; trois jours après, il y en avait cinq de plus; trois à quatre jours plus tard, encore cinq, et sur ce nombre la sœur surveillante. En tout, quinze sur trente-six. On administra à ces jeunes malades le *mercure,* six globules délayés dans un verre d'eau. On en donnait une cuillerée à soupe toutes les cinq heures à celles qui étaient manifestement atteintes de l'angine, et deux cuillerées par jour aux enfants qui se trouvaient menacées. Il est bien entendu qu'on observait le régime conseillé par l'homœopathie. Cela suffisait d'une part pour guérir le mal dans ses premiers symptômes, et d'autre part pour l'arrêter dans son invasion.

On débutait donc toujours par le *mercure;* c'était le remède spécifique dans la circonstance. Une seule fois on dut commencer par l'*aconit,* à raison de la turgescence vasculaire qui se manifesta d'emblée, à raison de la force du pouls. Une autre fois, on fut obligé de donner alternativement la *belladone* et le *mercure;* il y avait dans ce cas une rougeur très-vive des amygdales et du voile du palais. Enfin, une troisième fois, le mal résistant, on administra, pour éperonner la force vitale, une dose de *soufre* à une pauvre petite enfant profondément entachée du vice dartreux. Nous en obtînmes un excellent résultat. Nous le donnâmes avec d'autant plus de confiance, qu'il nous avait rendu, l'an dernier, un éminent service chez cette même petite, atteinte alors d'accidents fort graves d'une affection scrofuleuse qui aurait bien pu avoir une issue funeste.

Ce qui précède prouve jusqu'à l'évidence que le *mercure* seul a suffi dans la majorité des cas à la guérison de l'angine épidémique. Il était rare, en effet, qu'on eût besoin de recourir à un autre médicament. Il s'appropriait au mal, non-seulement à l'égard de ses prodromes et des symptômes de l'état fait, mais aussi à sa forme la plus intense, c'est-à-dire lorsque l'angine était devenue couenneuse.

Dernièrement (février 1860), il s'est présenté à mon observation un exemple bien remarquable, qui a été suivi d'un succès complet : il s'agit d'une jeune personne de dix-sept ans, chez laquelle l'angine acquit presque d'emblée un très-haut degré de gravité; sa fausse membrane s'improvisa en quelque sorte. En quarante-huit heures l'expectoration était devenue presque impossible, et la déglutition ne permettait qu'à grand'peine de laisser passer quelques gouttes d'eau. Sous l'action combinée du *mercure* et de la *belladone*, il sortit, par un effort suprême de l'expectoration, quelques fragments de cette fausse membrane, et la malade fut sauvée. — Ces deux médicaments avaient été administrés alternativement dans une mesure de temps convenable.

Guérir le mal et empêcher le développement de ses symptômes, c'était beaucoup obtenir; mais arrêter l'angine épidémique dans son invasion, dans ses prodromes, c'était, pour ceux qui ignorent la puissance des remèdes homœopathiques, une prétention folle, et c'est pourtant le problème dont la solution était le plus désirable; ce problème, nous croyons l'avoir résolu dans l'exposition des faits qui précèdent. — La loi des semblables pouvait seule mettre sur la voie de cette solution; seule, elle pouvait indiquer le *mercure* comme agent de curation spécifique et comme agent préventif dans l'épidémie actuelle.

Comme agent préventif, nous l'avons constaté plus d'une fois. Au Sacré-Cœur et en ville, nous avons vu le mercure faire avorter les prodromes du mal; c'est-à-dire que pas une des personnes auxquelles nous l'avons donné à titre de préservatif, n'a vu se compléter chez elle la série des symptômes de l'angine; tout se bornait à un état bénin. Mais, encore une fois, pourquoi le mercure agissait-il comme préventif, comme prophylactique? Nous le répétons : parce que cette substance, étudiée expérimentalement dans ses effets purs, produit dans les santés normales des souffrances analogues aux affections catarrhales et

semblables notamment à celles de l'épidémie régnante. Qu'on compare, en effet, ces deux ordres de
phénomènes, ceux de l'agent curateur et ceux de la
maladie, on trouvera entre eux, dans cette comparaison, une analogie tellement frappante, que l'indication
thérapeutique à remplir ne pouvait laisser un instant
l'esprit indécis : il n'y avait que le mercure à donner.
Le mercure couvrait les prodromes, ou phénomènes
d'invasion; ceux du développement, et ceux de l'état
fait comme ceux du mal à son déclin.

Il y a plus : ce remède, employé efficacement dans
l'angine déclarée, a pu aussi être opposé aux affections
intercurrentes qui venaient en complication de l'épidémie. Ce qui a eu lieu en octobre 1859 est ce qui
arrive aujourd'hui 25 février 1860. — Les conditions
essentielles étiologiques, dépendantes de l'état atmosphérique, sont à peu près ce qu'elles étaient dans
l'automne dernier. Elles ont pu présenter quelques
variations, mais en réalité elles n'ont pas changé. Il
y a peut-être plus de sécheresse dans l'air, et la température a pu descendre et se maintenir plusieurs
jours au-dessous de zéro; car nous avons eu, en effet,
des froids assez prononcés. Tout cela a sans doute
modifié momentanément les manifestations morbides; mais en somme c'est le même fond étiologique
sur lequel est restée en relief l'épidémicité catarrhale.
A part donc quelques formes pathologiques qui se
détachaient de l'état catarrhal, et pour lesquelles il
fallait des remèdes plus appropriés, le mercure restait toujours indiqué et réussissait généralement.

Dans cette circonstance, on n'avait donc plus tant
à combattre des angines que des bronchites, qui, sous
l'impression du froid, passaient facilement à l'état de
pneumonie et de pleurésie : les coriza, les extinctions
de voix, les enrouements, les douleurs rhumatismales
vagues, remplaçaient, mais non complétement, les
angines. Au fond du tableau, on voyait la constitution régnante, qui réclamait toujours le mercure,
mais toutefois dans une certaine mesure; car aux
souffrances spéciales il fallait des remèdes appropriés.
C'est ainsi qu'on employait avec avantage, selon les
circonstances, la *noix vomique,* la *bryone,* la *bella-*
done et l'*aconit* surtout. L'indication intercurrente
ou accidentelle remplie, on revenait au mercure avec
un égal succès.

L'affection épidémique catarrhale, caractérisée par
l'angine, ayant commencé dans l'automne de 1859,
s'est prolongée jusque dans l'hiver de l'année suivante; on a même vu des cas d'angines au prin-
temps. Sur les derniers temps, l'affection principale
perdait progressivement de son importance épidémique, et était remplacée par les maladies intercurrentes, et cela à mesure qu'on s'éloignait davantage
du début de l'épidémie. Le mercure devenait de moins
en moins utilement applicable.

C'est une observation très-ancienne que l'on trouve
souvent signalée dans les annales de la science, et
qui ressort de ce qui précède, à savoir : que les
affections autres que la maladie régnante, ne restent

pas pour cela étrangères à l'influence générale de la
constitution épidémique. Or, cette importante et
précieuse observation est restée stérile, puisqu'on n'a
jamais su ou pu en tirer la moindre conséquence
fructueuse dans l'intérêt de la préservation des maladies populaires. La plupart des affections intercurrentes se manifestant à l'occasion du règne d'une
épidémie, et en tant qu'elles auraient été considérées
comme effet, elles auraient pu être, comme la maladie principale, prévenues par l'agent curateur reconnu
préventif.

L'étude des constitutions épidémiques était sans
portée tant qu'elle restait incapable à faire connaître
les moyens prophylactiques. Et en effet, cette grande
question d'hygiène publique devait demeurer insolu-
ble tant que la médecine, livrée à tous les tâtonne-
ments de l'empirisme, n'aurait pas une loi thérapeutique invariable. Privée de cette loi, elle est donc
restée jusqu'à ce jour dans une complète impuissance.
Qui oserait le nier? — Et effectivement, quelle est
l'affection épidémique qu'elle ait conjurée, cette médecine traditionnelle qui vante si haut ses progrès?
Quel traitement efficace a-t-elle enseigné, prescrit?
Quelle barrière a-t-elle, en aucun temps, opposée à
l'invasion de ces fléaux dévastateurs qui détruisent
les populations? Quelle est la peste dont elle a borné
la propagation et tari le germe? Les instructions qu'en
toute occasion elle a formulées, quels effets ont-elles
produits? A part quelques préceptes sages d'hygiène,
qu'est-il resté du courage, du bon-vouloir, de l'abné-

gation, des veilles de tant de médecins illustres qui se signalaient au milieu de ces fléaux meurtriers?... Rien, absolument rien! — Les cordons sanitaires de plusieurs milliers de soldats, et les lazarets les mieux gardés, pas plus que les moyens de purifier l'air par des feux ou par les détonnations de l'artillerie, par les vapeurs aromatiques ou chlorurées, par les eaux spiritueuses, par les amulettes même, n'ont jamais pu faire obstacle à l'invasion, à la propagation de n'importe quelle épidémie!... Rien d'étonnant à cet égard : on manquait de boussole pour se conduire dans le vague, dans l'incertain d'une science qui n'était pas faite et où les plus habiles, les plus éclairés, faisaient fausse route.

En conséquence de ce qui précède, nous arrivons forcément à cette conclusion générale, qui peut se formuler en ces termes :

En temps épidémique et en subordination de la loi homœopathique, *le remède qui guérit est le remède qui préserve.*

Il ne saurait en être autrement; car, pour que l'homœopathicité d'un remède soit complétement appropriée pour opérer une guérison, il faut qu'elle embrasse tous les temps d'une maladie (son commencement, son milieu et sa fin). Si l'homœopathicité manquait ou même péchait en quelques points, la vertu curative et préservatrice serait impossible. La loi des semblables, dans ce cas, reste inappliquée ou est faussement interprétée : ce qui est la même chose.

Dans certaines maladies épidémiques, il a été déjà fait assez souvent une heureuse application de cette grande loi qui est la gloire de S. Hahnemann; telles sont les suivantes :

Elle a été appliquée dans la *scarlatine,* par l'emploi de la *belladone;* la belladone préserve de la scarlatine, parce qu'elle la guérit (Hahnemann). L'école traditionnelle ne conteste plus ce fait; elle l'admet et en fait l'application, quoiqu'elle en taise l'origine;

Dans la *rougeole,* par la *pulsatille*; la pulsatille préserve de la rougeole, parce qu'elle la guérit (Hahnemann);

Dans la *miliaire pourprée,* par l'*aconit;* l'aconit préserve de la miliaire pourprée, parce qu'il la guérit (Hahnemann);

Dans la *fièvre jaune,* par le *charbon végétal;* le charbon végétal préserve de la fièvre jaune, parce qu'il la guérit (Héring);

Dans le *choléra-morbus spasmodique ou sec,* par le *camphre;* le camphre préserve du choléra spasmodique, parce qu'il le guérit;

Dans le *choléra-morbus humide,* par l'*ellébore blanc* (veratrum); l'ellébore blanc préserve du choléra-morbus humide, parce qu'il le guérit.

D'après l'expérience récente et les observations personnelles du Dr C. Héring, le *choléra-morbus asiatique* est arrêté dans son développement par l'emploi de la *fleur de soufre,* dont on saupoudre l'intérieur des bas.

Nous devons enregistrer aujourd'hui l'*angine couenneuse* comme ayant trouvé son remède spécifique
et préservatif dans le *mercure;* — mais avec la condition indispensable que ce médicament (le mercure
soluble) réponde dans l'avenir, comme dans le cas
actuel, à la totalité, à l'universalité des symptômes
de l'angine.

Règle générale, et ceci s'adresse à ceux qui ignorent
la loi régulatrice de la doctrine médicale homœopathique, il ne peut y avoir de remède spécifique absolu
pour agir contre une épidémie, que lorsqu'on a la connaissance préalable de la maladie, soit dans ses plus
petits phénomènes, soit dans les conditions de son
développement. Or, cette connaissance ne s'acquiert
qu'après les premiers jours de l'invasion épidémique.
On a pu l'observer alors, et un observateur vigilant
est bientôt fixé. Il sait démêler, par une prompte
analyse, les caractères généraux du mal; il cherche
et trouve presque aussitôt le remède approprié. Une
fois ce remède acquis à la curation, on peut dire
qu'il est préservatif. C'est ainsi que l'on a vu des épidémies s'arrêter presque net, sinon dans leur marche, du moins dans la gravité de leurs effets.

De tels et de si grands résultats, déjà nombreux
dans les jeunes annales de l'homœopathie, sont pour
nous incontestables, mais non incontestés par d'autres; et, sauf de notables et imposantes exceptions,
on n'y croit généralement pas.

Que ne conteste-t-on pas lorsqu'on ne veut pas
prendre la peine d'examiner? Il est certainement

plus facile de nier. On a bien nié le mouvement.....

Quand Christophe Colomb, de retour de son premier voyage à travers des mers inconnues, annonça qu'il avait découvert un nouveau monde, il s'éleva contre son dire une immense incrédulité... La chose n'était pas possible !... Les incrédules les plus déclarés étaient parmi les gens de sa profession, les marins.

UN MOT DE RÉPONSE

AUX QUELQUES RÉFLEXIONS

du Professeur de pathologie externe à l'École préparatoire de Médecine
de Bordeaux,

SUR LE MÉMOIRE PRÉCÉDENT.

———

MONSIEUR LE PROFESSEUR,

Le rang que vous occupez dans l'enseignement
officiel vous désigne au public comme un savant. On
le croit, et je ne le conteste pas. Je dois donc suppo-
ser que vous savez la vérité, sinon en tout, du moins
en ce que vous professez; vous possédez alors la vraie
science et vous êtes un parfait sage, c'est-à-dire que
vous êtes tolérant pour les opinions qui diffèrent des
vôtres, bienveillant pour les personnes, digne du
poste éminent que vous occupez, et que vous êtes
animé surtout de l'amour du progrès; et cela, parce
que vous n'ignorez pas que le savoir que l'on a peut
encore se perfectionner et s'accroître, et c'est par
le progrès seul qu'il se complète. Et comme votre
science égale votre modestie, vous devez vous avouer,
Monsieur le Professeur, qu'il y a des lacunes dans

vos connaissances et peut-être aussi dans vos senti-
ments de bonne confraternité, ce que vous avoue-
rez moins facilement. — On s'en douterait presque
en lisant vos *Quelques réflexions* sur ma simple
note.

Votre nom fait autorité, Monsieur le Professeur, et
vous en abusez; vous avez un public, et je n'en ai
pas. Cependant, il est certaines choses que je ne peux
laisser passer, dût ma voix se perdre dans le désert.
Si je n'ai point votre vaste science, je crois du moins
avoir, autant que vous, le vif et sincère désir de trouver la vérité, que j'aime avec loyauté et désintéres-
sement, quoique vous puissiez en penser.

Votre acharnement contre la doctrine médicale
homœopathique date de quinze ans. Vous fûtes aussi
malveillant alors que vous l'êtes aujourd'hui. Vous
ne l'aviez pas étudiée; vous pouviez en ignorer les
principes, parce qu'ils étaient moins répandus et
moins menaçants pour les intérêts professionnels
qu'ils le sont actuellement. Votre ignorance était
votre excuse, et l'on pouvait s'expliquer jusqu'à un
certain point votre intolérance.

En 1860, l'homœopathie vous trouve le même;
vous n'êtes pas plus éclairé sur sa valeur scientifique, et, par contre, vous êtes peut-être même plus
intolérant qu'en 1847. En voici plus d'une preuve :

Après avoir critiqué, au sein de l'Académie impériale des Sciences, Belles-Lettres et Arts de Bordeaux,
cette *Simple note* en toute liberté et avec la trempe
de votre tempérament; après avoir fait tous vos efforts

pour faire revenir la docte assemblée sur un vote qui consacrait le droit d'insérer mon travail dans le *Recueil* de ses *Actes;* après avoir, vous secrétaire général de l'Académie, tenté par toutes les voies dilatoires possibles d'empêcher cette insertion, au *nom de la liberté sacrée des opinions, que nul ne respecte plus que vous* (ce sont vos expressions); après m'avoir mis, par une première démarche, dans la pénible et rigoureuse nécessité d'invoquer comme dernière ressource l'empire de la loi (¹), vous renouvelez aujourd'hui, savant Professeur, vos critiques dans quelques pages insérées subtilement « peut-être » dans les *Actes de l'Académie;* je dis subtilement, parce que personne n'a pu croire et ne croira qu'une Compagnie, digne et grave comme l'est l'Académie de Bordeaux, ait pu autoriser avec maturité une pareille insertion pour un pareil travail, où l'un de ses membres est traité avec un tel oubli de toutes convenances.

Mais passons. Si je parviens à établir, savant Professeur, que vous ne savez pas le premier mot de la

(¹) Le Président de l'Académie fut mis en demeure de faire faire l'insertion du présent Mémoire dans le *Recueil des Actes,* séquestré jusqu'alors entre les mains du secrétaire général. Il ne fallut rien moins qu'un billet d'invitation de la justice de paix pour lui rappeler l'accomplissement de ses devoirs et le respect de mon droit. Quelle tolérance et quelle liberté en plein xix° siècle en matière scientifique! Il n'y a qu'un esprit troublé qui ait pu pousser à un pareil anachronisme. La crainte d'une comparution m'ouvrit donc les portes de l'imprimerie après un an d'attente : la soi-disant réponse n'attendit pas; elle entra avec moi sans plus de façon.

doctrine homœopathique que vous voulez combattre,
j'aurais démontré ce que l'on sait de tout temps, à
savoir que l'ignorance est une mauvaise conseillère,
et qu'elle met de la passion là où il faut de la bienveil-
lance et de la modération ; par cela seul j'aurai fait
justice de vos dénégations calculées à l'égard des faits
avérés qui vous gênent ; de vos suppositions gratuites,
dans lesquelles vous altérez le vrai sens des choses ;
j'aurai également dit que vous êtes complice et pro-
moteur de ce malheureux esprit de parti pris, qui, en
rendant solidaires les membres du corps médical, les
enchaînent fatalement au culte des théories caduques
et fait obstacle au progrès de la science ; j'aurai mis
à sa valeur cette manie de critiquer propre aux esprits
piailleurs, vrais touche-à-tout, qui, vivant à la surface des choses, ne les approfondissent jamais, et
leur dicte des jugements de fantaisie sans valeur
pour la vérité comme sans dignité pour la conscience.
— Les intelligences énervées par l'erreur en sont toutes là ; elles entretiennent leur activité par de petits
aperçus, par des observations tronquées, par de mes-
quines passions et par des subtilités de langage, par
quoi tout dégénère dans l'aire de la vérité. Arrivées
à ce terme, on ne sait plus si ces intelligences peuvent encore comprendre la vérité, si elles l'ont jamais
comprise.

Vous affirmez donc que l'homœopathie *est une doctrine sans doctrine, un simple empirisme.* Qu'en savez-vous ? Je réponds pour vous : Rien du tout. Si
vous en saviez quelque chose, vous ne seriez pas si

péremptoire ni si violent, ni si prompt dans vos expressions comme dans vos appréciations techniques.
Est-ce en effet comprendre le principe de la doctrine
hahnemannienne que de dire par exemple que le
symptôme seul détermine l'indication thérapeutique?
Vous ignorez que l'homœopathie n'est pas la médecine des symptômes, et qu'une maladie, ne se cons-
tituerait-elle que par un seul, qu'elle offre encore des
complications; car elle se complique du concours de
toutes les conditions où elle s'est produite et dont il
faut savoir tenir compte dans l'élection du médicament à donner; si l'on n'en tient compte, en man-
quant aux principes, on manque la guérison. Le
choix du médicament ne dépend donc pas unique-
ment du symptôme, et il ne suffit pas de *chercher*
un mot dans un dictionnaire qui vous donne *en re-*
gard du nom de la maladie et comme complément,
le mot du remède. Si vous comprenez, avouez qu'il
faut plus d'une heure pour être médecin homœopa-
the. Or, ce n'est encore là que le cas le plus simple,
le plus élémentaire. Qu'est-ce donc quand il s'agit de
traiter une maladie chronique ou aiguë, compliquée
par la durée du temps, par une ou plusieurs médications antérieures, par des causes plus ou moins appré-
ciables, par des vices héréditaires? Est-ce là une
médecine des symptômes?

La médecine homœopathique, vous pouvez vous en
assurer, ne procède pas par des formules aveugles et
empiriques : elle procède par la double voie d'expérience pure et d'expérience clinique, exerçant l'une à

l'égard de l'autre un véritable contrôle ; elle procède de cette observation patiente et froide, de celle qui en effet pèse les faits et ne les compte pas ; de celle que vous n'avez pas toujours invoquée et que vous n'invoquiez pas lorsque vous portiez si haut la *méthode numérique,* la plus folle de toutes vos méthodes. Si l'homœopathie pèse les faits cliniques, elle pèse aussi les faits pathogénétiques fournis par le médicament et produits dans un organisme sain à la suite de l'expérience pure qui en est faite. Entre ces deux ordres de faits (cliniques et pathogénétiques), il s'établit un rapprochement qui met à découvert la *loi de similitude.* C'est alors qu'on n'est plus libre dans son choix : l'esprit subit ici, sachez-le, savant Professeur, la contrainte logique que lui impose la culture des sciences exactes ; car il faut l'admettre au traitement, ce remède dont l'appréciation homœopathique est la suite rationnelle et rigoureuse des formules doctrinales. Le praticien est obligé de subir la *nécessité* qui est dans la nature des choses. Il ne se soumet pas pour cela à ce que vous appelez *une sorte de fatalité : nécessité* et *fatalité,* mots dont vous ne voulez pas bien comprendre la valeur différentielle. — Et parce que nous tirons une conséquence forcée d'une série de faits logiques, nous sommes fatalistes, selon vous. Oui, nous sommes fatalistes à la façon de Le Verrier, qui découvre une planète sans l'avoir jamais vue. Lui, marche par la force des chiffres, et nous, nous agissons par la force de la loi homœopathique. Dans l'un et l'autre cas, on subit l'ascendant de la puissance qui est inhérente à la nature et à l'essence des choses.

Est-ce donc une *doctrine sans doctrine* celle qui donne des méthodes de traitement aussi certaines? On est sujet à se tromper moins, convenez-en, lorsqu'on peut à tout moment et à chaque pas s'assurer de ce qu'on fait. — Nos moyens thérapeutiques nous sont parfaitement connus. Nous les avons étudiés et expérimentés; nos études et nos expériences nous ont donné la connaissance intime de leur valeur. Au point de vue théorique, c'est cela. La pratique n'a peut-être pas encore cette précision; mais elle agit en tout cas sans aveuglement. Et si quelqu'un de nous deux marche dans les ténèbres, c'est indubitablement vous. Et n'est-ce pas, en effet, marcher dans les voies de la fatalité, que de faire usage d'agents thérapeutiques dont on ignore les propriétés pures? Et vous les ignorez, parce que vous ni vos pareils n'avez rien fait pour acquérir cette science exacte des effets curateurs des remèdes, sans laquelle il n'y a rien de certain en thérapeutique. Est-ce donc les connaître que de les juger d'après l'usage empirique que vous en faites tous les jours? C'est alors une pure affirmation de votre part que de dire que l'expérience clinique qui vous vient de l'emploi des remèdes, suffit pour vous éclairer dans le traitement des maladies. On connaît votre célèbre adage: *ab usu in morbis.* C'est votre guide, et avec lui on ne se trompe pas... Mais quel contraste, ou plutôt quelle contradiction inouie! Cette expérience traditionnelle que vous évoquez incessamment avec tant de confiance, vous la tenez pourtant, non sans raison, dans un doute permanent. Ne lit-on pas, en effet, au fronton de votre temple ces deux mots sacramentels : *Experientia fallax ?* Entendez-vous : l'expérience est trompeuse !

Expliquez-moi, je vous prie, M. le Professeur, une opposition si flagrante, qui met en péril, sinon au néant, tout votre système thérapeutique ?

Venez nous dire maintenant que la doctrine des semblables est une *doctrine sans doctrine,* qu'elle est un *pur empirisme,* et que tout se réduit, dans le traitement des maladies, à trouver le *remède du symptôme.* Je dois vous le répéter : l'homœopathie n'aurait-elle à faire qu'à un seul symptôme pour toute maladie, qu'on n'en obtiendra la guérison qu'avec le remède approprié ; et ne s'agirait-il que d'une *simple verrue,* le médicament à administrer devra s'adapter non-seulement aux conditions, mais encore aux circonstances d'âge, de tempérament, de maladies antérieures, etc., dans lesquelles ce symptôme se sera produit ; il ne sera pas indifférent dès lors de donner le *carbonate calcaire,* la *pierre caustique,* l'*acide nitrique,* le *thuya occidental,* etc.

Passons à une seconde remarque, si vous le voulez bien. Vous ne croyez point à la puissance thérapeutique des médicaments que l'homœopathie met en usage, et pour preuve vous affirmez qu'il ne *reste plus rien de leur substance,* attendu que ces agents de la matière médicale ont été portés, par nos procédés d'atténuation, à un état atomistique absurde ; c'est dire que vous n'admettez pas la dynamisation de la matière et que nos remèdes dynamisés sont par conséquent sans puissance, puisque, selon vous, ils sont anéantis.

Vous n'êtes pas cependant sans savoir l'histoire des phénomènes magnétiques de l'aimant. Dites-moi si les effets qu'il détermine sur l'homme ont une action quelconque, et, qu'elle soit physique ou chimique, si cette action détermine une perte sensible de matière? Vous êtes trop éclairé pour admettre qu'il se soit opéré la moindre déperdition de substance dans le barreau aimanté. Si cette action n'a rien de matériel, il faut nécessairement qu'elle exerce une puissance purement dynamique. En homœopathie nous savons par l'expérience journalière que nos médicaments ont une propriété analogue; ils la tiennent des procédés que nous employons pour les amener aux degrés d'atténuations nécessaires. S'il n'en était pas ainsi, quelle raison aurions-nous de plus de croire à l'existence des phénomènes de l'électricité et de la caloricité produits par le frottement? Ces faits sont si communs et si vulgaires, que je ne sais pourquoi je les mentionne ici. — La nature a soin de grouper entre eux les actes similaires qui naissent de sa puissance virtuelle; et votre esprit, imbu des préjugés de l'école et submergé dans les détails, a perdu le sentiment de la loi des analogies.

Ce n'est pas ici le lieu de faire connaître la dynamisation des médicaments; mais on comprendra facilement qu'elle était une nécessité invoquée par le dynamisme vital, sur lequel est fondée toute la doctrine homœopathique.

En bonne logique, on ne pouvait en effet admettre que nos maladies, qui dépendent du désaccord de la force vitale, eussent pu trouver une solution rationnelle à l'aide de remèdes qui n'auraient agi que par leurs propriétés purement matérielles, soit physiques, chimiques et même mécaniques.

Vos croyances ne sont pas là. Aussi ne suis-je pas étonné de vous voir nier les résultats obtenus dans l'épidémie d'*angine couenneuse observée à Cérons.* Avant de mettre en doute la réalité des guérisons opérées par l'homœopathie avec le mercure soluble dynamisé, vous aviez besoin de recourir à la voie la plus expéditive pour mettre en question les conséquences suprêmes qu'on peut tirer de ma *Simple note :* vous niez un fait de notoriété publique, vous niez qu'il y ait eu à Cérons une épidémie d'angine couenneuse.

S'il n'y a pas eu d'épidémie, il n'y a pas eu de malades à traiter. Conséquemment, mon travail est une fable, et je perds toute considération.

De pareilles allégations ne sont pas dignes d'un homme sérieux, et vous ne pouvez pas insister pour les maintenir. Du reste, ce n'est pas ce qui vous importe le plus. Ce qui vous importe le plus, c'est d'effacer les faits thérapeutiques réalisés dans la dernière épidémie d'angine; vous n'avez pas la ressource de pouvoir les nier ; on ne croirait pas à votre assertion. On n'y croirait que si vous pouviez, par des observations contraires, prouver que les miennes sont con-

trouvées. Or, dans aucun cas, il ne vous eût été possible de démontrer que le mercure soluble dynamisé
ait donné des résultats opposés à ceux que j'ai fait
connaître. Dans vos croyances, vous ne l'auriez jamais
employé. Et cela seul constitue une impossibilité de
démonstration trop patente pour que vous tentiez
d'en sortir.

En effet, vous ne croyez pas à la loi des semblables, c'est-à-dire à la filiation des faits qui en font
un corps de doctrine. Quant à sa technologie, vous
la comprenez moins encore, si c'est possible, puisque vous vous demandez à chaque instant la signifi-
cation d'un mot; vous demandez ce que signifie un
remède dont les effets pathogénétiques *couvrent ou
embrassent les symptômes d'une maladie.* — Vous
ignorez que nous ne donnons point de nom à ce que
vous appelez *maladie;* que nous avons des formes
morbides et non des lésions locales; que nous indivi-
dualisons ces diverses formes morbides, et que nous ne
les classons pas; car, vous le savez, rien ne varie et
ne se nuance comme une lésion vitale; on ne peut la
fixer, et il n'y a pas dès lors de dénomination possible
invariable.

Plus loin, vous vous demandez encore ce que veut
dire le terme *homœopathicité,* que vous prenez pour
un *néologisme.* En un mot, vous avouez que notre
langage est incompréhensible, et qu'une de ses ver-
tus est *d'être inintelligible.* Tout cela, Monsieur, est
bien pauvre pour un professeur, et prouve purement
et simplement votre ignorance en homœopathie.

C'est pourtant à ces pauvretés là que peut arriver un esprit pénétrant du reste, alors qu'il affiche la prétention de savoir ce qu'il ne sait pas. Dans ses conceptions logiques, il se fait un amalgame si bizarre, amalgame d'idées arrêtées et d'idées vagues, que cela en devient fatiguant par l'attention d'autrui ; on s'attendait à une conclusion, et elle n'aboutit pas ; l'on se trouve finalement dans une impasse d'où vous vous croyez pouvoir sortir par des tirades déclamatoires sur la *dignité médicale*, les *saines doctrines*, le *culte de la vraie médecine*, et sur les *nobles âmes* qui *sont* subjuguées par la *voix de la vérité*. Et vous appelez cela de la critique...

M. le Professeur, vous ne seriez pas tombé dans ces non-sens, dans ces divagations, si vous aviez voulu prendre la peine de vous faire une idée exacte de ce qu'est la force vitale en physiologie générale ; qu'elle est sa participation dans la constitution des maladies, et sa nécessité dans les effets thérapeutiques qui naissent de l'usage des médicaments portés à un état dynamique convenable.

Permettez-moi de vous dire ce que je pense à ce sujet. Si je puis être concis et clair, je le serai : il est important que l'on sache que si j'ai sujet de me plaindre de vous, c'est moins à cause des personnalités de mauvais goût que vous m'avez adressées (cela ne fait rien à la question scientifique), que pour rectifier et redresser (le pourrai-je ?) les assertions controuvées que vous opposez sans raison aux principes sur lesquels repose la doctrine homœopathique. J'aurai fait ce redressement, si, après ce que je vais énoncer, il reste établi qu'il n'y a, je le répète, de science médicale possible que tout autant que la force vitale est un fait et qu'elle en est le fondement :

De la force vitale. — La force vitale n'est pas une force imaginaire; elle est l'expression abstraite d'un rapport. Dans ce sens, cette force est encore aussi réelle que celle de l'aimant, par exemple, dont la nature n'est pas définie; mais, comme telle, on la suppose préexister aux corps organisés; si elle n'était pas préexistante, elle serait un produit, un résultat; elle serait subordonnée, passive; dès lors, elle ne serait plus une force vive, indépendante.

Cette force est libre et spontanée, comme toutes les énergies de la nature, et ne connaît de limite à son expansion, à sa liberté, que les éléments sur lesquels elle est prédestinée à agir. — Elle est douée virtuellement d'une action régulière et harmonique sur les substances matérielles qui sont soumises à son empire, et qui doivent naître corps organisés, réguliers et harmoniques. Les lois physiques et chimiques existent à la même condition, et les phénomènes qui s'en dégagent ne doivent pas manquer non plus aux conditions de régularité et d'harmonie, harmonie et régularité que l'on retrouve encore et toujours dans les grands phénomènes de l'univers, parce que, eux aussi, sont subordonnés à une puissance libre, spontanée et sans limite.

Cette donnée principale, qui est dans la nature des choses, nous amène à reconnaître qu'en physiologie générale l'organisation est fomentée et conduite à terme par la force vitale, qui se modifie dans ses effets selon les circonstances où elle agit. — Cette force est la force formatrice *(vis formativa)* proprement dite. C'est elle qui organise tous les êtres, en appelant à elle les éléments nécessaires à l'individualité des formes. En vertu de quelle autre énergie se seraient réunis harmoniquement les matériaux qui constituent notre corps, notre être?

Dans un sens abstrait, qu'est-ce que le germe?...

Quelle que soit l'opinion qu'on ait à cet égard, nous savons que le chêne est dans le gland, comme l'homme est dans l'embryon, et que les éléments matériels de l'homme ne sont pas plus dans l'embryon que ceux du chêne ne sont dans le gland. Ils n'y sont que virtuellement. La force de formation seule, attire, absorbe et groupe avec une symétrie parfaite les divers éléments organiques qui diversifient et individualisent la vie à la surface de la terre. Voyez les produits libres de cette création : ils sont pleins d'harmonie, d'accord et de régularité.

La force vitale précède donc la forme dans le travail plastique; et lorsque le travail se fait dans des conditions normales, le développement organique a lieu harmoniquement. Chez l'homme, c'est la santé; et la santé, c'est l'action libre de la force vitale.

Dans les conditions anormales, le fruit du travail organique avorte ou arrive déformé, vicié, et l'être humain entre dans la vie enclin au mal, à la souffrance physique et morale.

Ces conditions anormales ne dérivent pas de la nature de la force, car elle est inaltérable; mais elles proviennent des matériaux élémentaires qu'elle associe. Ils doivent manquer ou de corrélation entre eux, ou sont fortuitement altérés.

Dans sa puissance organisatrice, la force vitale rencontre un ou plusieurs éléments qui sont plus ou moins purs en eux-mêmes. Énergique par l'incorporation, elle est sans aptitude absolue pour éliminer ce qui peut lui être hostile ou nuisible.

Au début de la vie, la nutrition se fait par les matières assimilables simples; en premier lieu, par le lait. Si la mère a un organisme vicié, l'enfant se développe et grandit dans des conditions anormales. En grandissant, en multipliant ses rapports avec son milieu, il augmente et aggrave ces mauvaises conditions. — La force vitale poursuit néanmoins son œuvre, et il arrive un moment où elle ralentit son action devenue accidentellement irrégulière; elle s'offense des obstacles qui s'opposent à sa libre activité. — C'est là l'état de maladie.

La force vitale souffre donc; et comme c'est toujours elle qui préside à l'harmonie des actes vitaux et des formes organiques, elle fait effort pour maintenir cette harmonie compromise. Il y a lutte. Dans cette lutte se constitue la maladie, qui est le désaccord, survenue dans les éléments organiques, dans les activités de cette force vitale, laquelle se fait alors force conservatrice, en restant toujours force organisatrice.

Dans l'état de maladie, il y a trouble des fonctions d'abord, puis altération des tissus.

Ce trouble dans l'organisme se manifeste par des phénomènes insolites : ce sont les symptômes. — Les symptômes sont la représentation de la force vitale en lutte et en souffrance, c'est-à-dire désaccordée dans ses régulières impulsions.

Puisque les symptômes, manifestation sensible de l'état de maladie, dérivent, naissent de la force vitale altérée dans ses attributs de formation et de conservation, reconnaissons qu'en elle seule réside la cause des souffrances qui résultent de l'altération des fonctions et des tissus organiques, que cette altération est postérieure, ou plutôt qu'elle est consécutive.

Par une seconde conséquence, il nous faut aussi reconnaître que, pour remédier à un état contre nature, la maladie, ce n'est pas aux symptômes, image d'une altération consécutive, simples produits de la force vitale déchue de son équilibre, qu'il conviendra de diriger les agents de curation. La réintégration de l'organisme à l'état de santé ne peut s'effectuer si l'on s'adresse directement à la trame de la matière organisée. Agir de la sorte, c'est-à-dire s'attaquer aux effets et non à la cause, ce serait, passez-moi l'expression, ce serait faire du badigeonnage ; le but serait manqué. Pour rétablir rationnellement la santé, il faut s'en prendre à la force vitale elle-même, d'où vient tout le mal ; or, pour l'aider à retrouver son équilibre perdu, il conviendra de seconder les efforts naturels qui tendent incessamment à rompre les obstacles qui l'entravent. Ces efforts ne sont autre chose que les symptômes eux-mêmes, qu'il ne s'agit pas de guérir à proprement parler, mais il faut les suivre dans leur tendance au rétablissement de l'équilibre vital. Marcher à la suite des symptômes dans le traitement à intervenir, c'est donc marcher dans les voies curatives de la nature, et c'est, encore une fois, bien faire que de venir à son aide, comme on la voit s'aider elle-même dans les efforts douloureux de l'enfantement. — Les vrais observateurs de tous les siècles ont pensé ainsi ; mais ils ne pouvaient se conformer à leurs propres vues ; ils n'avaient à leur disposition que des moyens thérapeutiques incomplets ou impuissants. Ils savaient par intuition que la manifestation du premier symptôme était le signe d'une guérison qui commence.

Mais s'attaquer directement aux symptômes pour faire cesser le mal, voilà où est l'erreur. N'est-ce pas, dans ce cas, les considérer comme étant eux-mêmes le mal? A ce point vue, qu'arrive-t-il? et quel est le fruit qu'on doit attendre d'un traitement purement symptomatique? — Ce qu'on fait? on agit en refoulant les symptômes pour ainsi dire vers leur origine ; on les rejette dans une direction autre que celle qu'indique la nature, laquelle est contrariée en réalité : *contraria contrariis.* — N'est-ce pas forcer violemment une source d'eau vive, un moment arrêtée dans sa circulation régulière, à se frayer un passage à travers des terrains difficiles ou à rompre ses digues au lieu de faciliter le trop plein jusqu'à ce que soit trouvé l'équilibre qu'un accident quelconque avait troublé! — L'état de maladie est un fait purement accidentel; voilà pourquoi on peut y remédier. Si c'était un état naturel, comme tant de gens le croient, il n'y aurait pas de remède possible.

Telle est, en somme, la manière de penser et d'agir en thérapeutique dans l'école officielle, qui n'est pas toujours l'école traditionnelle, il s'en faut.

En homœopathie, les symptômes, nous l'avons dit, ne sont plus la maladie elle-même : ils en sont la manifestation sensible. Avant et derrière eux, il y a le désaccord survenu dans les énergies de la force vitale, produit par une cause quelconque acquise à l'organisme par l'hérédité et par accident.

D'après cette considération (pourrait-il y en avoir une autre plus rationnelle?), les symptômes sont l'ensemble des efforts que fait la nature pour se débarrasser de ce qui la trouble dans la régularité de ses activités physiologiques.—Prenons un exemple connu; prenons l'épine fameuse de Van-Halmont, qui, logée en plein dans un organe, y provoque un concours de symptômes très-douloureux. Où est la maladie? est-elle dans les symptômes provoqués? Non! elle est là où la force vitale est désaccordée, là où il y a souffrance; elle est dans le fait de la régularité organique troublée. Avec la première douleur commence la lutte, et les symptômes qui résultent de la douleur constituent le cortége des efforts conservateurs de la nature. — Le mal vient à cesser; or, il ne cesse pas parce que les symptômes ont disparu, mais bien parce que l'épine a été expulsée du sein des chairs, et que les rapports physiologiques qu'elle avait interrompus sont rétablis.

Toutes les formes morbides ne sont pas aussi simples que celle-là; mais dans toutes le travail médicateur s'y opère de la même manière, et toujours en suscitant les mouvements synergiques de l'organisme. On le voit, ce sont encore et toujours les symptômes qui indiquent au médecin les voies de curation qu'il doit prendre. Les symptômes, vraies soupapes de sûreté, sont pour ainsi dire les issues par où doit s'échapper le mal.

Que doit faire le médecin, et quel doit être son rôle? — Il suivra les indications de la nature, qui se déduisent du caractère, du nombre, de la cause et de toutes les conditions des symptômes, lesquels donnent à la maladie sa forme spéciale; il doit s'attacher à faire sortir cette épine de Van-Halmont du milieu des chairs; que cette épine soit une affection simple ou une maladie grave et compliquée; qu'elle soit facile à guérir ou qu'il faille employer une série de moyens thérapeutiques qui peuvent exiger autant de lumière que de patience. — Or, comme les symptômes ou l'ensemble des symptômes, on ne saurait trop le répéter, sont la manifestation réelle de l'effort curatif qui naît de l'instinct conservateur, il s'agit d'imiter cet effort. C'est là précisément que réside la loi homœopathique, le *similia similibus* d'Hippocrate, loi qu'Hahnemann était prédestiné à formuler. Oui, c'est en se conformant à cette loi de similitude que l'on pourra prétendre à rétablir l'harmonie des activités, des fonctions physiologiques troublées accidentellement. — On y parviendra en portant la médication sur la force vitale; et pour que cette médication puisse agir selon la loi, il faut avoir recours à des agents qui aient, eux aussi, une force pure et libre. — Or, cette force se trouve à l'état latent dans les corps médicamenteux, et on l'en dégage, on la met en liberté par des procédés particuliers à l'homœopathie qu'il est inutile de faire connaître ici. La dynamisation des remèdes en est le fruit; elle est le résultat de ces procédés.

L'expérience, expérience que tout le monde peut faire, a démontré et démontre tous les jours que les remèdes dynamisés développent, selon leur degré d'atténuation, dans les santés normales, des effets dits *pathogénétiques* qui ont un caractère propre et spécial à chacun, et l'ensemble de ces effets constitue un ensemble particulier de souffrance qui donne l'image de la maladie à guérir.

Une maladie étant donnée, il ne s'agit plus pour le médecin que de trouver dans les remèdes homœopathiques celui qui offre le plus d'analogie, de ressemblance, dans ses effets purs, avec les symptômes du mal. S'il est au nombre de ceux qu'a étudié la matière médicale pure, on le reconnaîtra facilement; il suffira de rapprocher sa pathogénésie des formes symptomatiques qu'affecte la maladie. Une fois déterminé avec rigueur, on fait usage de ce remède selon les règles établies, et la guérison ne peut manquer d'avoir lieu. Il s'opère là, non pas une *substitution,* comme pourrait dire l'école officielle, mais bien une sorte de *neutralisation,* dans laquelle disparaissent les symptômes, c'est-à-dire le mal. Le désaccord de la force vitale est rétabli par la force dynamique du médicament.

C'est ainsi que le médecin, après avoir été l'*interprête* de la nature au point de vue des indications, en devient le *ministre* dans l'emploi de l'agent curateur.

Telle est, M. le Professeur, l'idée que je me fais de la force vitale et de son rôle dans les diverses évolutions que l'état de maladie lui fait subir, et comment j'apprécie l'appui qu'elle prête aux forces pures que l'homœopathie emprunte aux médicaments dynamisés.

Après cet exposé que j'aurais voulu rendre plus clair et plus succinct, puis-je encore vous demander, à vous qui ne croyez pas à la puissance dynamique des remèdes homœopathiques, qui croyez encore moins aux guérisons obtenues dans l'angine couenneuse, qui niez même l'existence de l'épidémie de Cérons, pourquoi vous croyez à des choses qui, quoique démontrées, n'en restent pas moins incroyables? Pourquoi, par exemple, croyez-vous à la puissance de l'aimant, à la propagation instantanée et illimitée de la pensée par un fil métallique, à l'action merveilleuse de la lumière dans la reproduction imagée des objets? Pourquoi croyez-vous aux sympathies physiologiques si inexplicables, et plus inexplicables encore en pathologie? au phénomène le plus incompréhensible, celui qui met l'univers au pouvoir de l'homme, au phénomène intellectuel? Pourquoi, mêlant la physiologie à l'optique, admettez-vous pareillement, avec les savants, que chaque point d'un milieu que traverse un rayon de lumière est affecté d'une suite de mouvements périodiques qui reviennent régulièrement par intervalles égaux, au moins 500 millions de millions de fois dans une seule seconde, et que ce soit par des mouvements de cette espèce, communiqués aux nerfs optiques, que nous voyons? il y a plus; et que ce soit de la différence qui existe dans la fréquence de leur retour que résulte la diversité de couleur? Par exemple, dans la sensation du rouge, nos yeux sont affectés 482 millions de milions de fois; dans celle du jaune, 582 millions; dans celle du violet, 707 millions de millions par seconde. Des nombres pareils, dit W. Herschel, ne ressemblent-ils pas plus aux extravagances d'un insensé qu'aux conclusions d'un homme sage?

Vous croyez, Monsieur, à tous ces phénomènes qui effraient l'imagination. Vous y croyez; savez-vous pourquoi? Parce que vous les ignorez, et que vous vous en rapportez avec raison à ceux qui peuvent justement les apprécier.

Vous ne croyez pas à l'homœopathie; savez-vous pourquoi? Parce que vous croyez la savoir, et que vous n'en comprenez pas le premier mot. Non! Monsieur, vous n'en comprenez ni le sens ni le vocabulaire; et ne vous en prenez qu'à cette grande ignorance où vous êtes, si dans le public on a trouvé vos *Quelques Réflexions* aussi absurdes qu'*irréfléchies*. — Vous y parlez, je le répète, d'une doctrine que vous ne connaissez pas, et que vous comprendriez si vous l'étudiiez comme elle doit l'être.

Étudiez donc, M. le Professeur, étudiez, c'est votre devoir. A votre âge comme au mien, il est encore et toujours beau de s'instruire. C'était le sentiment de Cicéron. « *Etiam seni discere decorum est.* »

L'illustre Hahnemann a dit : « Quand il s'agit de l'art sauveur de la vie, négliger d'apprendre est un crime. » — Il aurait pu ajouter : surtout pour celui qui est chargé d'enseigner les autres !

On ne doit pas seulement ce qu'on croit la vérité pure à ceux qui vous écoutent, on leur doit aussi une discussion mesurée et éclairée des faits et des expériences qui l'établissent; on leur doit la preuve qu'on a tout fait pour sa propre instruction. Il n'y a de critique honnête, sérieuse et profitable à la science que celle qui vient d'un esprit sans préjugés et d'un cœur sans amertume.

Bordeaux, juillet 186?.

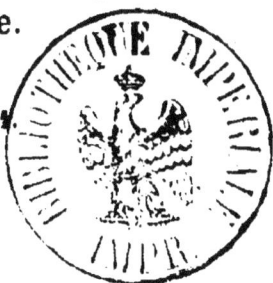

TABLE DES MATIÈRES.

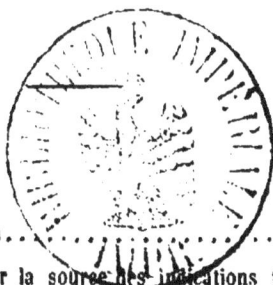

Pages

A quel propos celle publication.............................. v

CONSIDÉRATIONS GÉNÉRALES sur la source des indications thérapeutiques
et prophilactiques des maladies épidémiques. — Insuffisance de la science
jusqu'à ce jour à l'égard des moyens de préservation. — *La cause est
impuissante à donner l'indication thérapeutique. Pourquoi? La véritable
cause est impénétrable.* — Dans tous les cas, elle est insuffisante. —
*Il n'y a d'indication rationnelle que dans la connaissance et l'appré-
ciation des symptômes.* — Les symptômes donnent la forme à l'épidémie, et mettent sur la voie du remède le plus convenable à donner.
— Spécificité de la forme épidémique. — Virus primitif. — Virus secondaires. — Théorie de la *Psore*. — Le soufre. — Eaux sulfureuses.
— *Un seul remède pour une variété sans nombre de maladies.* —
Pourquoi?... 1

PREMIÈRE LECTURE. — Mémoire ou extrait d'un rapport au Préfet, sur
l'épidémie de choléra qui a régné à Pujos (Gironde), en 1849. —
Aperçu sur le dynamisme vital et médicamenteux. — Motifs de la
publication de ce Mémoire. — L'homœopathie en présence du choléra
dans la commune de Pujos. — Pourquoi y pénétra-t-elle facilement.
— Tableau pathogénétique du camphre. — Tableau symptomatique
du choléra. — Organisation d'un service médical. — Le camphre et
l'ellébore blanc, *véritables médicaments homœopathiques dans l'épidémie actuelle.* — Deux observations cliniques décident de l'appropriation
de ces deux remèdes. — Faits généraux. — Le camphre a une plus
grande homœopathicité que le *veratrum*. — Rapprochement des résultats cliniques obtenus à Pujos, et de ceux qu'on obtenait à Bordeaux
dans l'hôpital Saint-André.................................... 20

DEUXIÈME LECTURE. — Mémoire sur le *choléra de 1854 observé à Bordeaux, et de son caractère différentiel.* — La notable différence qui
implique une modification essentielle dans le traitement. — Les spasmes *toniques et cloniques* prévalent sur les autres symptômes dans le
choléra de 1849. — En 1854, les prodromes se passaient principalement dans les organes de sécrétion : vomissements, diarrhées. —

L'un essentiellement spasmodique ; — l'autre essentiellement catarrhal. — A l'un, principalement le camphre : — à l'autre, le *veratrum album*. — Le choléra de 1854 est l'expression la plus haute de la constitution catarrhale 39

Troisième Lecture. — Mémoire sur l'angine pharyngée qui a sévi dans le département de la Gironde durant l'automne de l'année 1859. — L'angine, par sa forme couenneuse, était la manifestation la plus élevée de l'affection catarrhale de l'année. — Pourquoi plus répandue à la campagne qu'à la ville. — Ordre dans lequel se développent et se succèdent les symptômes. — La forme couenneuse est le point culminant des phénomènes morbides. — Quels remèdes opposait l'école traditionnelle aux diverses périodes de la maladie. — Quelle circonstance me jeta dans l'un des foyers de l'épidémie. — Guérison d'un cas très-grave obtenue presque instantanément. — Pourquoi le *mercure soluble* fut-il adopté? — Le mercure a servi utilement dans les diverses phases et formes de l'affection catarrhale générale. — L'angine au Sacré-Cœur. — Moyens préservatifs. — Plein succès. — La grande question de la prophylaxie des maladies épidémiques ne pouvait avoir de solution que par l'application de la loi des semblables. — Le remède qui guérit est le remède qui préserve en temps d'épidémie. — Maladies épidémiques qui ont trouvé jusqu'ici leur préservatif. — Règle générale............................ 46

Un mot de réponse aux *Quelques réflexions* du professeur de pathologie externe à l'Ecole de Médecine de Bordeaux, sur le Mémoire précédent. — Valeur des assertions mises en avant. — Eclaircissements. — Incompétence du critique, fondée sur ce qu'il n'a pas étudié l'homœopathie. — Il nie l'existence de l'épidémie à Cérons. — Il ne connaît pas le vocabulaire homœopathique. — Idée synthétique de la *force vitale*. — Ses attributs physiologiques, pathologiques et thérapeutiques. — Elle est organisatrice et conservatrice. — Elle est le fondement de la doctrine Hahnemannienne. — On croit à des phénomènes inimaginables — qui sont vrais, mais que tout le monde ne peut concevoir ; — on ne croit pas à des faits avérés, et que chacun peut vérifier à volonté 67

Bordeaux. — Typ. G. Gounouilhou, rue Guiraude, 11.

www.ingramcontent.com/pod-product-compliance
Lightning Source LLC
Chambersburg PA
CBHW071514200326
41519CB00019B/5942